Disfruta creciendo

Disfruta creciendo

Melisa Gómez

VERGARA

Papel certificado por el Forest Stewardship Council®

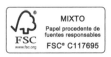

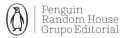

Primera edición: junio de 2022

© 2022, Melisa Gómez
Derechos negociados por mediación de Ute Körner Literary Agent
© 2022, Penguin Random House Grupo Editorial, S. A. U.
Travessera de Gràcia, 47-49. 08021 Barcelona
© 2022, Juan Llorca, por el prólogo
© 2022, Marina Bonillo Ferrer, por la infografía

Printed in Spain – Impreso en España

ISBN: 978-84-18620-64-5
Depósito legal: B-7.570-2022

Compuesto en M. I. Maquetación, S. L.

Impreso en Romanyà Valls, S. A.
Capellades (Barcelona)

V E 2 0 6 4 5

Para Olivia y Julieta,
por regalarme el crecer junto a ustedes

ÍNDICE

Prólogo

La humildad es una virtud humana que implica conocer y aceptar las propias debilidades y cualidades, y obrar en consecuencia.

Una persona humilde es capaz de demostrar modestia, no es egoísta, ni egocéntrica, no se centra en su propia persona y sus logros, ni busca destacarse ante los demás.

La humildad es difícil de encontrar en la actualidad, cuando vivimos en una sociedad que rebosa egoísmo, donde las personas vivimos obsesionadas por lo material, por el éxito, el dinero, el poder, la autoexigencia y el perfeccionismo.

Escribir estas líneas no hablan de mi humildad, sino de la de Melisa, la autora de este increíble libro, repleto de un saber que solo puede salir del más profundo respeto por su trabajo y hacia quien va dirigido.

Obviamente, no puedo ser muy objetivo ni con la autora, si no la conocías, ni con el contenido del libro, me pesan años de trabajo a su lado, risas, nervios, enfados y largas conversaciones (aún me pregunto quién habla más de los dos), pero sí puedo ser totalmente franco y directo al decirte que, sea por el motivo que sea, leer a Melisa es adentrarte en su mundo profesional y personal, con la visión de su experiencia, su corazón y su maternidad.

La nutrición es un mundo tan certero y a la par volátil, un camino de situaciones personales, momentos vitales, diferencias sociales y geográficas, que escribir algo que pueda ayudarte desde una visión tan global y a la vez tan íntima, y para un abanico tan grande, solo se puede llegar a hacer desde la humildad.

Conoceréis grandes divulgadores, profesores, escritoras, profesionales del sector, charlatanes, habladurías, bulos, mitos y sinsentidos que pretenderán hablar desde la verdad absoluta, pero cuyas sentencias, al final, se fundamentan en sus egos, unos cuantos estudios científicos, mucha paja y poca realidad.

Por lo que si por algo admiro, quiero, escucho anonadado, aprendo, me sorprendo y me subo a cualquier barco en el que esté esta venezolana afincada en Valencia, sin duda es porque para escribir sin humo, hay que echarse al barro, untarse las manos, mancharse las mangas, escuchar, empatizar y probar los sabores ácidos, amargos y dulces de su profesión.

Sin duda, para mí, y dejando a un lado la humildad, la mejor nutricionista infantil que podéis encontrar a día de hoy.

Que las grandes elaboraciones, platos llenos de colores, explosiones de sabores y juegos de luces no te cieguen ante la simplicidad de una fresa, un pedazo de chocolate o el olor a café.

Gracias, Melisa, por cruzarte en mi camino y ayudarme a ser el profesional y el ser humano que soy.

JUAN LLORCA

¿Cómo utilizar este libro?

Los próximos capítulos que vas a leer están pensados para acompañarte a lo largo del viaje que se inicia con el deseo de ser madre,* con la confirmación de esta noticia, con la llegada de un bebé o con las dudas que surgen a lo largo de su crecimiento. Concebido como un libro de consulta, reúne de forma práctica las recomendaciones más relevantes en el área de la alimentación infantil, desde antes del nacimiento hasta la llegada a la adolescencia, sustentadas en la evidencia científica actual para que puedas sentir confianza en el camino que elijas y te permitas disfrutar junto a tu peque del proceso.

En algunos capítulos encontrarás también anécdotas o consejos relacionados con mi experiencia (ya sea en consulta o como mamá) que solo pretenden mostrar que la información constituye una parte fundamental de este viaje pero que

---

* A pesar de que verás que en el libro hablo en muchas ocasiones de madres o que utilizo palabras en su género masculino, quiero dejar constancia de que se incluyen aquí tanto a padres como al resto de géneros que pueden formar la familia. Simplemente se trata de una simplificación para facilitar la lectura del mismo.

finalmente, en el momento de ponernos en marcha, cada familia tendrá la oportunidad de aplicar lo que considere más ajustado a su caso y escribir así su propia historia.

Se ha escrito tanto sobre varios de los temas que tocaré a continuación que recuerdo durante mi embarazo que llegó a saturarme, hasta que decidí que lo que quería era conectarme con mi intuición, con lo que mi cuerpo y mi bebé me pidiesen. Resultó todo un descubrimiento para mí y mi forma de ver la alimentación materna e infantil hasta el momento.

En este proceso, fui valorando día a día lo que sentía y lo que sabía, y a veces, aún hoy, entraba en conflicto a la hora de decidir qué camino seguir. Con ello no quiero decir que no existan unas directrices por las cuales me guie, que compartiré contigo en este libro, ni que todo sea anárquico, tampoco qué es lo que mejor funcionará en tu caso, sino que el aprendizaje que la vivencia de la maternidad trajo para mí como nutricionista infantil fue la flexibilidad. Lo que nos sirve hoy tal vez no lo haga mañana y no pasa nada, cada día volverá a brindarnos la oportunidad de tomar nuevas decisiones, repetir aquellas que nos hacen sentir a gusto y mejorar las que creamos pertinentes. El conocimiento jugaría el papel de brújula, es importante saber hacia dónde queda el norte para dirigirnos hacia allí en la medida de lo posible.

Te invito a unirte a este viaje en el que cada día creceremos juntos, sin olvidarnos de disfrutar de cada etapa y con tantos destinos como familias hay.

1

La nutrición infantil comienza mucho antes de nacer

Aunque podría pensarse que la nutrición infantil haría referencia a la etapa que comprende desde el nacimiento de un bebé hasta su adolescencia, hoy sabemos que abarca mucho más, ya que incluso antes del embarazo, el estado nutricional de la madre y del padre o sus hábitos de vida pueden repercutir en la salud futura de sus hijos. Por eso, comenzaremos este viaje revisando la información de interés acerca de la nutrición antes, durante y después de la concepción.

Para empezar quisiera mencionar que si estás leyendo este libro tras haber sido madre o padre o estando embarazada, pero en el momento de la concepción no encajabas en la descripción de «ideal», no te preocupes: no pretendo generar ansiedad o culpa, sino simplemente compartir datos relevantes o interesantes sobre los descubrimientos de la ciencia relacionados con la nutrición infantil. Así, como ocurrirá en el resto de los capítulos, la información que se expone en estas páginas deberá amoldarse a las posibilidades y necesidades reales de cada familia, de manera que estas pueden aplicar estos conocimientos para mejorar en lo posible su nutrición y la de sus peques.

También quisiera hacer hincapié en que la mayoría de los consejos se basan en población sana, por lo que, si tu situación de salud es distinta, lo más adecuado será que te pongas en manos de un equipo de salud que pueda ofrecerte las recomendaciones que más se ajusten a tus necesidades.

Unos buenos hábitos maternos, además de una dieta saludable antes de la gestación, se consideran fundamentales para cubrir las necesidades de nutrientes tanto del embarazo como de la lactancia, además de ser primordiales para el desarrollo saludable del embrión, feto, bebé y niño.[1]

¿QUÉ ENTENDEMOS COMO BUENOS HÁBITOS?

- Alimentarse de forma saludable (lo desarrollaremos en breve).
- Ser activa físicamente.
- No fumar.
- Evitar el alcohol.
- Cuidar del bienestar integral y dedicar tiempo suficiente al descanso.

La mayoría de los estudios suelen incluir también en este listado mantener un peso saludable.

Está demostrado, sin embargo, que las intervenciones realizadas para abordar el sobrepeso durante el embarazo tienen un impacto limitado tanto en la madre como en el bebé. Por ello, se sugiere que los cambios en el estilo de vida se realicen de forma previa a la gestación para obtener un mejor resultado.

Dicho esto, cabe mencionar que mujeres de todas las tallas pueden tener embarazos saludables y que, más que centrarse en cambios de peso o de composición corporal, lo importante será poner en marcha estrategias que permitan modificar las conductas poco saludables y mejorar los hábitos de salud.

Con las evidencias con las que contamos en la actualidad, si estamos ante la posibilidad de un embarazo o sentimos el deseo de ser madre en un futuro próximo, conviene realizar cuanto antes las modificaciones de estilo de vida necesarias para favorecer una gestación y un posparto saludables.

También será importante en todos los casos prestar atención a la ingesta de micronutrientes, especialmente ácido fólico, yodo y vitamina B_{12}, en mujeres en edad reproductiva o que estén buscando ser madres como estrategia para prevenir los defectos del tubo neural en el futuro bebé.

Tres meses antes de la concepción, siempre que sea posible, se aconsejará incluir un suplemento que contenga 400 mcg de ácido fólico, consumir sal yodada y asegurar fuentes dietéticas de vitamina B_{12} (las encontrarás en el capítulo 7).

¿QUÉ ALIMENTACIÓN ES ACONSEJABLE PARA UNA EMBARAZADA?

Se recomienda que la alimentación sea saludable y similar a la que llevaríamos en otras etapas, prestando algo más de atención a ciertos nutrientes de gran importancia para el óptimo desarrollo del bebé, y evitando posibles riesgos asociados con algunos alimentos o productos que será mejor retirar hasta pasado el alumbramiento.

No es necesario comer mayores cantidades, sino que debemos escuchar nuestros cuerpos y adaptarnos a las señales de hambre y saciedad que vamos sintiendo, intentando siempre priorizar los alimentos más nutritivos; no obstante, también quedará lugar para algunos antojos puntuales.

¿QUÉ ENTENDEMOS POR ALIMENTACIÓN SALUDABLE?

Una alimentación saludable sería aquella que sigue las pautas que se recogen en la siguiente tabla.

Priorizar	<ul><li>Frutas frescas bien lavadas o sin piel (mandarinas, naranjas, plátanos...).</li><li>Verduras y hortalizas bien lavadas, frescas o cocinadas.</li><li>Cereales integrales, como arroz integral, pasta integral, quinoa, trigo sarraceno, cuscús...</li><li>Legumbres como lentejas, garbanzos, alubias, soja y derivados...</li><li>Fuentes de grasas saludables, como frutos secos (no existe evidencia de que su consumo predisponga a la aparición de alergias y solo deben evitarse en caso de que la madre ya lo sea).</li></ul>

Podremos incluir a diario o semanalmente (en el capítulo 3 encontrarás un esquema para planificar el menú familiar donde se comentan las frecuencias recomendadas de estos alimentos, lo que podría resultarte útil igualmente en el embarazo)	• Quesos pasteurizados —edam, cheddar, mozzarella, feta, ricota, halloumi, queso de cabra...— o quesos sin pasteurizar suficientemente cocinados (hasta que estén humeantes), leche pasteurizada, yogures pasteurizados... • Carnes como pollo, cerdo, ternera o vacuno, siempre que estén bien cocidas y sin rastro de sangre. Se debe tener especial cuidado con las aves, el cerdo y derivados como las hamburguesas y salchichas. • Huevos bien cocidos (clara y yema) de gallina, codorniz u otros. • Pescados bien cocidos, evitando las especies con alto contenido de mercurio, mariscos bien cocidos como mejillones, cangrejo, gambas, vieiras...
Limitar o consumir ocasionalmente	• Helados o dulces elaborados a base de leche (flanes, natillas...), nata pasteurizada (para montar o hacer postres). • No se recomienda consumir más de dos porciones a la semana de pescados grasos como salmón, trucha, arenque o caballa. • Limitar el atún a dos trozos (140 g cocidos o 170 g crudos) o cuatro latas medianas (140 g escurridos) por semana. • Pescados ahumados como el salmón o la trucha. • Limitar las carnes rojas (ternera, cerdo, cordero, caballo y carne de caza como venado, ciervo, jabalí...) a una o dos veces por semana (< 300 g/semana). • Limitar la cafeína a 200 mg/día (hay aproximadamente 100 mg en una taza de café instantáneo, 140 mg en una taza de café filtrado, 75 mg en una taza de té, 40 mg en una lata de bebida de cola, menos de 25 mg en una tableta de 50 g de chocolate negro, menos de 10 mg en una tableta de 50 g de chocolate con leche...).

	• No se recomienda consumir más de cuatro tazas de té o infusiones al día, comprobando previamente que se trate de una infusión segura en esta etapa: tomillo, hojas de menta, jengibre, hierbabuena (se consideran de bajo riesgo, aunque en muchos casos se aconseja evitarlas por el principio de precaución:[2] cuando una actividad representa una amenaza o un daño para la salud humana hay que tomar medidas de precaución incluso cuando la relación causa-efecto no haya podido demostrarse científicamente de forma concluyente). • En caso de comer nueces del Brasil, limitarse a seis unidades/día como máximo. • Productos refinados, azucarados o ultraprocesados (galletas, bollería, bebidas azucaradas...).
Evitar [3, 4, 5]	• Leche cruda y quesos frescos o de pasta blanda (brie, camembert, fresco —tipo Burgos— o quesos latinos, mozzarella y quesos azules) si en la etiqueta no dice que estén hechos con leche pasteurizada. Quesos rallados o loncheados industriales. Retirar la corteza de todos los quesos. • Carnes crudas o poco hechas (carpaccio, tartar...), hígado o productos derivados de este (patés...), carnes de caza (ganso, faisán, perdiz...). • Huevos crudos o preparaciones elaboradas con huevo crudo (salsas y mayonesas caseras, mousses, merengues y pasteles caseros, tiramisú, helados caseros, ponches de huevo...). • Pez espada, emperador, tiburón, lucio, atún rojo. Crustáceos, mariscos crudos (ostras, almejas, mejillones...) y preparaciones que los contengan

(ceviche, carpacho...). Pescado crudo (tipo sushi, sashimi...), pescado ahumado, refrigerado o marinado.

- Carnes procesadas, como los embutidos y fiambres o el jamón serrano (al menos que se cocinen posteriormente por encima de 71 ºC y por suficiente tiempo —por ejemplo, en una pizza o en croquetas— o se congelen durante diez días a -22 ºC).
- Si no estás inmunizada frente a la toxoplasmosis (consulta a tu médico) evita el consumo de jamón serrano, de embutidos crudos (chorizo, salchichón, salami...) y de embutidos cocidos (jamón york, mortadela, chóped...).
- Frutas frescas envasadas ya cortadas o zumos de frutas no pasteurizados que compremos fuera de casa.
- Brotes o germinados crudos como los de soja, brócoli o alfalfa.
- Hortalizas crudas que no se hayan pelado o lavado y desinfectado previamente (incluyendo ensaladas embolsadas y las consumidas fuera de casa).
- Sándwiches envasados y otros alimentos preparados que contengan hortalizas, huevo, carne, fiambres, pescado y derivados.
- Diversos tipos de algas como hierba de mar, kombu, dulse, espaguetti de mar, musgo de Irlanda, hiziki o hijiki, entre otras.
- Bebidas energéticas.
- Algunas infusiones como poleo menta, salvia, ajenjo, eucalipto o ginkbo biloba.
- Complementos a base de plantas.

Dichos alimentos son los que aparecen en la tabla que se muestra a continuación

Lácteos sin pasteurizar y quesos de pasta blanda	Los lácteos sin pasteurizar pueden contener *Listeria monocytogenes*, bacteria responsable de una enfermedad llamada listeriosis, que se ha asociado con problemas como pérdidas gestacionales. También puede afectar al feto. Los quesos de pasta blanda suelen mantener la humedad en su interior, lo que facilita el crecimiento de esta bacteria.
Carnes poco hechas, hígado y productos derivados de este	Pueden conllevar riesgo de contraer toxoplasmosis, que se asocia, además de con la posibilidad de provocar un aborto, con la aparición de problemas en el bebé como pérdida visual, deficiencias cognitivas o daño neurológico. El hígado o los productos derivados de este (como el paté) pueden contener cantidades muy elevadas de vitamina A, potencialmente perjudiciales para el bebé.
Carnes procesadas (embutidos crudos —chorizo, salchichón...—, cocidos —jamón york, pechuga de pavo...—, salchichas, carnes frías, jamón serrano...)	Las carnes procesadas (cualquier carne que haya sido sometida a procesos como ahumado, curado, salazón o adición de conservantes químicos) no han sido cocinadas y pueden contener *Toxoplasma gondii*, parásito responsable de la toxoplasmosis. Este riesgo podría reducirse mediante cocción o congelación. También cabe mencionar que este grupo de alimentos ha sido asociado con un incremento del riesgo de padecer enfermedades crónicas no transmisibles, como el cáncer colorrectal.

Huevos poco hechos	Existe la posibilidad de padecer una intoxicación alimentaria o contraer salmonelosis.
Algunas especies de pescados y, en general, pescados o mariscos crudos o poco cocinados	Algunas especies de pescados de gran tamaño pueden contener niveles elevados de mercurio, lo que puede ser perjudicial para el bebé. Se recomienda limitar los pescados grasos a dos o tres veces por semana, ya que pueden contener contaminantes como las dioxinas y otros compuestos poco recomendables. El pescado crudo, así como los mariscos crudos, pueden contener bacterias, virus o toxinas que pueden causar una toxiinfección alimentaria, por lo que debemos asegurarnos de cocinarlos siempre lo suficiente antes de consumirlos.
Cafeína (presente en el café, té, bebidas energéticas...)	A pesar de que la evidencia no es concluyente, el consumo excesivo de cafeína se ha relacionado con anomalías congénitas en el recién nacido o con síndrome de abstinencia, por lo que se aconseja mantener su consumo por debajo de los 200 mg/día, cantidad que se considera segura.
Alcohol	No existe una cantidad mínima de alcohol considerada segura durante el embarazo. Así, el consenso de las distintas autoridades sanitarias es no consumirlo incluso desde antes de la concepción para de este modo evitar que pueda consumirse en las primeras semanas de embarazo, cuando la madre puede desconocer su estado. Evitando la ingesta de alcohol desde el momento en el que podamos estar embarazadas mantendríamos controlado cualquier posible riesgo asociado con su consumo en esta etapa, como la aparición

	de los trastornos del espectro alcohólico fetal, entre los que se encuentra el síndrome alcohólico fetal, entre otras complicaciones que pueden ser prevenibles completamente con la abstinencia.[6]
Té e infusiones	Además de que puedan aportar cafeína, disponemos de pocos datos acerca de la seguridad de las infusiones en el embarazo y desconocemos las cantidades máximas que podrían consumirse sin conllevar riesgos, por lo que aplicando el principio de precaución, las evitaremos cuanto sea posible.[7]
Algas	Pueden contener cantidades muy elevadas de yodo, que superen en gran medida las dosis máximas seguras establecidas. Un aporte excesivo de yodo puede causar hipertiroidismo o hipotiroidismo. Además, pueden concentrar arsénico inorgánico, elemento que se relaciona con la aparición de cáncer. Puedes conocer más acerca de estas plantas en el libro *Mamá come sano*, de Julio Basulto[8] y en la página ‹https:// dimequecomes.com/algas-panacea-nutricional/› de Lucía Martínez.
Nueces del Brasil[9]	Aportan gran cantidad de selenio, por lo que de consumirse en exceso (más de seis unidades) podrían generar toxicidad por selenio o selenosis.
Frutas y verduras crudas fuera de casa o cuando no podamos garantizar su inocuidad	Las frutas y verduras crudas pueden contener bacterias que nos afectarían a nosotras y a nuestros bebés, por lo que debemos asegurarnos de que cuando las vayamos a consumir estén bien lavadas (preferiblemente con lejía alimentaria) y hayan sido manipuladas adecuadamente.

Multivitamínicos o suplementos que no hayan sido prescritos por el equipo de salud	Se aconseja evitar altas dosis de vitaminas y suplementos, especialmente aquellos que contengan cifras superiores a 700 mcg/día[10] de vitamina A, que puede incidir negativamente en el desarrollo del feto.
Tabaco	El consumo de tabaco en el embarazo se asocia con retraso del crecimiento intrauterino, defectos en el desarrollo del feto o posible aparición de anomalías congénitas, entre otros problemas que pueden ser evitados si este hábito cesa durante la gestación. ‹https://pubmed. ncbi.nlm.nih.gov/28231292/›. Se debe animar también a que si la pareja fuma, deje de hacerlo o evite hacerlo cerca de la madre, ya que podría convertirla en fumadora pasiva. No des crédito a teorías como la que defiende que puede ser peor el estrés que conlleva dejar de fumar que fumar en sí (aunque se fumen menos cigarrillos) y que, por tanto, puede mantenerse este hábito. Tal comentario carece de evidencia científica y el consejo seguirá siendo el de buscar el apoyo necesario para dejar el tabaco.

En 2013, una economista estadounidense publicó un libro en el que expresaba sus dudas sobre algunas de las recomendaciones emitidas por los distintos organismos internacionales en torno a los hábitos saludables en el embarazo. Al respecto quisiera comentar que, pese a que en ciertos aspectos se podría ser flexible (tal vez podríamos comer o cenar sushi algunos días, asegurándonos de que el pescado que hay sobre el arroz no sea crudo y que esté fresco), en otros la evidencia es lo suficientemente fuerte o el riesgo que se corre lo suficientemente alto como para hacer el esfuerzo de seguir dichos consejos durante los nueve meses que dura el embarazo (los perjuicios del alcohol es una de esas evidencias). Podríamos también volver al principio de precaución y, ante la duda, mejor evitar o limitar el riesgo.

A pesar de que hay certezas claras respecto a la alimentación de las embarazadas, muchas de nosotras recibimos muy pocos consejos al respecto en esta etapa.

Recuerdo que en mi primer embarazo (2019), sin preguntar ni conocer mi profesión, el consejo dietético se limitó a «no debes ganar mucho peso cada mes» (justo una recomendación ya en desuso) y «no tomes alcohol ni carnes o pescados crudos, lava bien las verduras» y poco más… Sobre el jamón me comentaron que podría consumirlo, siempre y cuando lo cocinara antes. Entiendo que esto está cambiando y que la mía es solo una experiencia entre muchas; me consta, además, el maravilloso trabajo que están haciendo matronas, ginecólogos y demás profesionales de la salud por mejorar esta situación. Sin embargo, mi experiencia me hizo comprender aún más la importancia de contar con una guía que nos muestre de forma clara lo que podemos hacer para cuidarnos y cuidar a nuestros peques en esta etapa.

Para cuidarnos también es importante prestar atención a las medidas de higiene y seguridad alimentaria. En este sentido, la Organización Mundial de la Salud[11, 12, 13] y la Agencia Española de Seguridad Alimentaria aconsejan:

1) Asegurar una correcta higiene de la persona que va a manipular los alimentos y una limpieza adecuada de todas las superficies de la cocina.

   Lavarse las manos con jabón y agua caliente, al menos durante veinte segundos, antes y después de manipular los alimentos, tras contactar con cualquier material sucio (pañales, residuos...), tocar animales y especialmente después de usar el cuarto de baño. Las manos, las superficies y los utensilios de cocina utilizados se deben lavar a fondo después de manipular carne, pescados, aves de corral, frutas y verduras no lavados y cualquier otro alimento crudo.

2) Consumir alimentos que hayan sido tratados o manipulados higiénicamente.

No se deben consumir lácteos sin pasteurizar. Las carnes, pescados y productos de repostería deben estar refrigerados o congelados. Si se preparan en casa salsas, cremas, etc., deberán consumirse inmediatamente, no aprovechar las sobras y mantener la conservación en frío. Si se lavan los huevos antes de utilizarlos porque estos tienen restos de suciedad, debe hacerse inmediatamente antes de ser consumidos.

3) Cocinar correctamente los alimentos.

Los alimentos pueden estar contaminados por microorganismos. Si se cocinan bien, estos pueden ser destruidos por el calor. La temperatura a la que ha de someterse el alimento debe ser suficiente para que alcance un mínimo de 70 °C en el centro del producto.

4) Consumir los alimentos inmediatamente después de ser cocinados.

No dejar nunca los alimentos cocinados a temperatura ambiente. Es la mejor manera de evitar la proliferación de los gérmenes.

5) Un alimento cocinado es un alimento higienizado.

Los alimentos que no puedan ser consumidos de inmediato o las sobras que se quieran guardar, deben mantenerse bajo la acción del calor, por encima de 60 °C, o del frío, a 7 °C como máximo.

6) Calentar suficientemente los alimentos cocinados.

Para conservarlos después de su preparación, pueden mantenerse calientes hasta su consumo aquellos alimentos que lo permitan (sopas, purés, guisos, etc.). Otro tipo de alimentos que no puedan ser sometidos a calor (ensaladas, gazpachos, etc.) deben ser refrigerados inmediatamente.

No siempre es posible aprovechar sobras de una comida anterior, pero si decides hacerlo, calienta dichas sobras a la temperatura máxima antes de consumirlas.

7) Evitar el contacto entre los alimentos crudos y los cocinados.

Un alimento cocinado puede volver a contaminarse por contacto con los alimentos crudos o con objetos que anteriormente hayan estado en contacto con un alimento crudo (cuchillos, tablas, superficies, trapos, etc.).

8) Mantener los alimentos fuera del alcance de insectos, roedores y animales de compañía.

9) Utilizar exclusivamente agua potable.

El agua potable no es solo imprescindible para beber, sino también para preparar los alimentos. Debe tener exclusivamente estos dos orígenes: aguas envasadas o aguas de la red pública de distribución en la población.

No se debe beber ni usar agua procedente de pozos que no esté potabilizada.

10) No consumir alimentos perecederos que estén expuestos a temperatura ambiente.

En bares, cafeterías, restaurantes, etc., todos los alimentos han de estar protegidos por vitrinas y conservados en condiciones sanitarias adecuadas. Deben estar refrigerados siempre que sea preciso. Estas medidas tienen que ser exigidas por el consumidor, y si se observa que no se cumplen, dichos alimentos deben ser rechazados.

Tras conocer cómo habría de ser nuestra alimentación en el embarazo podríamos planificar nuestro menú semanal (tal como haremos en el capítulo 3). No obstante, puede ocurrir que, a lo largo de los nueve meses que dura la gestación, aparezcan los conocidos antojos o aversiones, ya sea por cambios psicológicos o fisiológicos; de ahí que en el libro se incluyan algunas recomendaciones para sobrellevarlos. En el caso de que no aparezcan, también se sugieren algunos tentempiés saludables que pueden contribuir a nutrirnos bien en esta etapa.

LOS ANTOJOS

Algunas mujeres nunca experimentan lo que se conoce como antojos, pero la mayoría de las que sí los han experimentado concuerdan en que acostumbran a aparecer en el primer trimestre, mantenerse en el segundo trimestre y reducirse o desaparecer hacia el final del embarazo.

Aunque los antojos suelen presentarse de tantas maneras como personas hay, en la consulta he detectado una marcada preferencia hacia las comidas ricas en carbohidratos o dulces; no obstante, distintos estudios destacan el deseo apremiante de algunas embarazadas por lácteos, algunas frutas o verduras o por comidas concretas como la pizza o la comida asiática, que podrán incluirse sin problema en la dieta. En caso de que algún antojo pueda ser potencialmente perjudicial (por ejemplo, sushi), podremos encontrar una alternativa segura que podamos disfrutar ocasionalmente (por ejemplo, sushi vegetariano o sin pescado crudo, hecho en casa o procedente de un establecimiento seguro).

Casi todos los antojos podrán tener cabida en nuestra dieta, salvo aquellos que hemos incluido en la tabla de «Qué tipos de alimentos conviene limitar o evitar y por qué» o aquellos que no sean alimentos (por ejemplo, tierra, tiza, pasta de dientes, carbón u otros) y que pueden estar asociados con la aparición de un trastorno llamado pica, que se ha relacionado con deficiencias concretas de nutrientes, por lo que debe ser evaluado por el equipo de salud.

Los antojos pueden ser de lo más variopintos —revisando artículos para este libro descubrí combinaciones como pepinillos con helado[14]— pero, aun así, podemos reservarles un lugar en nuestros platos, de modo que podamos satisfacerlos y disfrutarlos.

LAS AVERSIONES

En lo que respecta a las aversiones alimentarias en el embarazo existe algo más de evidencia y se han relacionado principalmente con la fluctuación hormonal que puede impactar en los sentidos del olfato y del gusto y aumentar la sensibilidad a ciertos estímulos que, de repente, pueden resultarnos insoportables.[15]

Ocurre igual que en los antojos: los alimentos u olores rechazados pueden variar ampliamente, aunque en general se suelen rechazar el ajo y la cebolla, las coles, los huevos, los pescados y mariscos, la carne y los lácteos. Esto puede deberse a que algunos de ellos suelen desprender mayor olor u ofrecer una textura más espesa —este es el caso de huevos o lácteos.

El rechazo o aversión a estos alimentos suele desaparecer a medida que el embarazo progresa, pero si no fuese así o si se extendiera a grupos completos de alimentos (por ejemplo, alimentos que sean fuentes de proteínas, todas las frutas y verduras, etc.) es importante valorarlo con el nutricionista, de forma que se puedan encontrar alternativas que garanticen que la dieta siga siendo completa.

Tanto si aparecen los antojos o aversiones como si no, hay que contar con opciones saludables. Así, si tenemos un antojo concreto (por ejemplo, los pepinillos mencionados más arriba) nos aseguraremos de incluirlo en nuestras comidas; si, por el contrario, no nos apetece algún alimento o grupo de alimentos (por ejemplo, los lácteos, a los que se ha hecho referencia anteriormente) buscaremos otras fuentes de calcio, como las almendras o el tahini, la pasta de sésamo, para enriquecer estas comidas y que nos aporten lo que necesita nuestro organismo a nivel nutricional. La merienda es una de las comidas en las que podemos incluir los antojos y desechar lo que nos produce rechazo; en cualquier caso, esta comida ligera ha de ser saludable.

CONSEJOS PARA PREPARAR MERIENDAS O TENTEMPIÉS SALUDABLES SALUDABLES

- Siempre que sea posible, priorizar frutas y verduras.
- Acompañar las opciones que elijamos con fuentes de

grasas saludables como el AOVE, las cremas de frutos secos, el tahini, los frutos secos triturados o enteros, el aguacate, las aceitunas…

- De incluir cereales, optar por la versión integral: tostadas integrales, harina integral para preparar unas tortitas, copos de avena integrales, entre otros.
- De incluir lácteos, optar por los lácteos enteros (siempre pasteurizados) sin azúcares añadidos.
- Pese a no ser casi nunca tenidos en cuenta para las meriendas, se pueden incluir alimentos como huevos, lentejas o boniatos, entre otros. Así, por ejemplo, podemos tomar huevos duros, una tostada integral con tortilla, unos chips de boniato o de hortalizas o preparar una ensalada de lentejas.
- Acompañar las meriendas con agua o aguas saborizadas que podremos preparar añadiendo rodajas de frutas, gotas de limón, hojas de menta, entre otras. Como infusión, la opción más segura suele ser la infusión de jengibre.

Antes de concluir este apartado, resulta de interés conocer que estudios basados en las zanahorias, los ajos… evidencian limitada, pero consistentemente que los sabores de los alimentos que consume la mujer durante el embarazo pueden transferirse al líquido amniótico, por lo que también tendría sabor, y que, asimismo, la exposición fetal a distintos sabores puede hacer que estos se acepten sin problema cuando se degustan posteriormente durante la infancia.[16]

Aunque quizá estos hallazgos no sean aplicables a todos los alimentos y bebidas, se anima a mantener una dieta variada durante el embarazo por considerarla una de las primeras acciones que podremos llevar a cabo para que nuestros peques puedan disfrutar de una dieta variada en el futuro.

En el embarazo, las ingestas diarias recomendadas de ciertos micronutrientes se incrementan, por lo que habrá que prestar especial atención a que estos estén presentes en la dieta; en algunos casos, incluso, se deberá incluir un suplemento para ayudar a cubrir estas demandas.

Existe evidencia suficiente para recomendar la suplementación con ácido fólico previa al embarazo. Aunque es posible encontrar folato (que es la forma en la que se encuentra esta vitamina en los alimentos) en verduras de hoja verde, legumbres, cereales integrales, naranjas y otras fuentes alimentarias, hay un gran consenso y numerosas evidencias de que es fundamental la suplementación con 400 mcg/día de ácido fólico.

Además del ácido fólico, se aconseja la suplementación con yoduro potásico para prevenir alteraciones tiroideas en la madre y el bebé.

Se podrán tomar o no suplementos de otras vitaminas y minerales en función de las necesidades individuales de cada madre.

Principales suplementos recomendados en el embarazo (guía práctica) [17, 18, 19, 20, 21]

- Yodo: incluir un suplemento con yoduro potásico (200 mcg/día) sin dejar de consumir sal yodada.
- Ácido fólico: incluir un suplemento con 400 mcg/día durante todo el embarazo para prevenir los defectos del tubo neural y promover un adecuado crecimiento y desarrollo del bebé.

- Vitamina B_{12}: asegurar fuentes alimentarias o incluir un suplemento.
- Vitamina D: asegurar exposición solar, fuentes alimentarias o incluir un suplemento.
- Hierro: asegurar fuentes alimentarias, ya que solo se suplementa bajo criterio médico.

EMBARAZO CON UNA DIETA BASADA EN PLANTAS

Ya que hablamos de alimentación en el embarazo, y aunque desarrollaremos los principios de la dieta basada en plantas para toda la familia en el capítulo 7 de este libro, conviene dejar constancia de la necesidad de realizar un adecuado planteamiento nutricional de la dieta basada en plantas en esta etapa —al igual que de la dieta omnívora—, que tenga en consideración las necesidades de cada familia y asegure la ingesta de los requerimientos de energía y nutrientes de la madre y del bebé.

Cabe mencionar en este sentido que, además de la suplementación previamente revisada, se aconsejará la suplementación adicional de 2.000 mcg/semana de vitamina B_{12} —tomada en dos dosis de 1.000 mcg cada una— o de 250 mcg en caso de tomarla diariamente.[22,23]

En cuanto al resto de los micronutrientes necesarios, podrán ser cubiertos con las recomendaciones descritas en el apartado de suplementación y los consejos descritos en el capítulo 7.

Aunque hemos dedicado este capítulo principalmente al mantenimiento de una dieta saludable, será igualmente importante cuidar del resto de los hábitos de salud que podrán incidir en el embarazo, como:

- Practicar actividad física: se aconseja la práctica de entre 35-90 min de ejercicio aeróbico tres o cuatro veces por semana en mujeres gestantes que no presenten complicaciones, previa aprobación por el médico que trata a la embarazada.[24]
- Descansar lo suficiente y dormir entre siete y nueve horas diarias.
- Mantener el estrés bajo mínimos, siempre que sea posible, y buscar apoyo para asegurar la mejor calidad de vida teniendo en cuenta tanto la esfera física como la mental y la social.[25] También debe prestarse atención a todo aquello que pueda contribuir a crear un clima armonioso en torno a la madre y el futuro bebé.

Aunque se haga referencia a los hábitos de la madre, los de su pareja serán igualmente importantes; de hecho, todos ellos deben hacerse extensivos al grupo familiar, de modo que no solo puedan servir de apoyo a la madre, sino que también puedan servir de ejemplo futuro para nuestros peques.

LOS PRINCIPALES PROBLEMAS RELACIONADOS CON LA NUTRICIÓN QUE PUEDEN APARECER DURANTE EL EMBARAZO Y CÓMO HACERLES FRENTE

Antes de despedir este apartado, aprovecharé de mencionar una serie de recomendaciones relacionadas con algunos de los problemas que podremos enfrentar al estar embarazadas y que tienen algún componente nutricional que abordar, por ello en el siguiente cuadro encontrarás, de forma resumida, los consejos dietéticos que podríamos poner en marcha para mejorar la sintomatología o ayudar en su tratamiento:[26,27,28]

Náuseas y vómitos	• Fraccionar las comidas en varias ingestas pequeñas a lo largo del día y evitar las comidas muy copiosas. • Evitar olores y texturas que puedan desencadenar las náuseas. • Los alimentos con mucha grasa (frituras, salsas, bollería, quesos...) suelen tardar más tiempo en digerirse, lo que puede prolongar el malestar. • Los alimentos fríos suelen desprender menos olor que los calientes. • En caso de que se toleren mejor los líquidos, se podría optar por incluir sopas, cremas, zumos... • Cuando sea posible, podrá recurrirse a la pareja o familiares como apoyo para la preparación de las comidas. • Comentarlo con el equipo de salud para valorar la posibilidad de contar con tratamiento farmacológico que pueda contribuir a mitigar estas molestias. • De llevar más de doce horas sin conseguir retener ningún líquido, se debe acudir a un centro de salud para valorar el estado general de la madre.

Pirosis, reflujo o ardor en la boca del estómago	• Evitar alimentos picantes, productos ácidos, cítricos, chocolate, alimentos o bebidas con cafeína o ricos en grasas como las frituras. • Fraccionar las comidas, al igual que en el caso de las náuseas. • No llevar prendas ajustadas que puedan ejercer más presión sobre el abdomen. • No acostarse justo después de comer. • No hacer ejercicio durante al menos dos horas después de comer. • Comentarlo con el equipo de salud para valorar la posibilidad de contar con tratamiento farmacológico que pueda contribuir a mitigar estas molestias.
Estreñimiento	• Aumentar el consumo de fibra por medio de cereales integrales, legumbres, frutos secos o desecados, frutas y hortalizas. • Reducir la ingesta de productos superfluos. • Asegurar una adecuada ingesta de agua.
Anemia	• En caso de que se padezca, deberá corregirse con suplementación farmacológica, que deberá pautar el médico. • Para prevenir su aparición podrán seguirse los consejos recogidos en el capítulo 8.
Hipertensión gestacional	• Limitar los alimentos salados. • Cualquier suplemento o fármaco que pueda mejorar esta situación ha de ser prescrito por el médico.
Diabetes gestacional	• Será de gran importancia recibir consejo dietético personalizado de la mano de un dietista nutricionista para el abordaje de esta condición. • Evitar azúcares simples, no obstante, en la mayoría de los casos podrá mantenerse

la ingesta de carbohidratos complejos en el contexto de una dieta saludable.

- El consumo de fibra dietética (cereales integrales, legumbres...) junto con otras estrategias (como la práctica de actividad física diaria, previa aprobación por el equipo de salud) pueden contribuir al mantenimiento de la glucemia en sangre.

2

Tras la llegada del bebé. Instaurando la lactancia (materna y con fórmula)

Mi relación con este tema es complicada. Como profesional sanitario, desde que estudiaba la carrera de Nutrición comencé a enamorarme de la nutrición infantil, y la lactancia es un pilar fundamental de esta. Tras graduarme y decidir especializarme en nutrición pediátrica, aprendí un poco más acerca de la lactancia y sus componentes, beneficios y otras cuestiones, pero no fue hasta 2015 que decidí formarme como asesora de lactancia. Me di cuenta entonces de que era un campo muy amplio y en el que pueden influir demasiadas variables, y que podría integrar ese conocimiento en la consulta de nutrición infantil, aun siendo consciente de mis limitaciones por la falta de experiencia en este tema. Por ello, aún hoy, después de haber acompañado a familias en consulta, haber vivido la experiencia de mis amigas o la propia de treinta meses de dar de mamar, sigo pensando que es necesario contar con el apoyo de personas expertas en esta área cuando surge algún inconveniente o necesitamos resolver inquietudes o, simplemente, sentirnos arropadas. Este apoyo puede provenir en algunos casos de consejeras de lactancia o, si es posible, de la Asociación Española de Consultoras Certificadas en Lactancia Materna (IBCLC por sus siglas en inglés: International Board Certified Lactation Consultant).

Por este motivo suelo derivar a esta dirección a las familias que me consultan acerca de temas como el frenillo, la aparición de grietas o mastitis, entre otros.

Y digo que mi relación con el tema es complicada porque en mi anhelo por apoyar a todas las familias, comprendí que, aunque la lactancia materna es nuestra meta principal como profesionales sanitarios, no siempre es sencilla de implementar y requiere de una serie de condiciones para llevarse a cabo (la lactancia con fórmula también, pero puede que sean distintas). Por ello, mi amigo y compañero Juan Llorca y yo decidimos realizar una serie de vídeos explicando los beneficios de la lactancia materna.[1] En ellos, nos propusimos que quedara bien claro que no considerábamos que las fórmulas fuesen la mejor alternativa, pero que entendíamos que en muchos casos y por motivos muy variados, fueran necesarias, así que proporcionamos también información para las familias que ofreciesen lactancia con fórmula.[2] Esto generó una respuesta masiva de comentarios a favor y en contra que me resultó muy difícil gestionar, comprendí que era un tema muy delicado y complejo, que toca de cerca muchas variables que escapan a nuestro control. La intención detrás de la acción era buena y no era más que nuestro deseo de apoyar a todas las familias indistintamente del tipo de lactancia que decidieran ofrecer, pero cometí algunos errores en este camino y tras esta experiencia me propuse centrar mis labores de divulgación en otras áreas de la nutrición infantil.

Entonces la maternidad llegó a mi vida y me dediqué a vivirla. Me costó muchas horas poder sentirme a gusto. Allí estaba yo, frente a una bebé de 2,5 kilos en percentil 3, sintiendo que no sería capaz de soportarlo, recurriendo al uso de pezoneras (que había leído muchas veces que era mejor evitar). Sentía, además, la angustia de que no ganase suficiente peso, que no se enganchase bien... me preguntaba hasta qué punto debía aguantar antes de constatar que debía recurrir a una lactancia mixta... En fin, estaba hecha un mar de dudas y sabía que no tenía en absoluto todas las respuestas gracias a mi formación. Fue en ese momento cuando me golpeó una realidad que me ha acompañado a lo largo de mi maternidad: la información será de gran ayuda, pero no lo será todo; así, necesitaremos mucho más: que las circunstancias puedan estar de nuestro lado y que nuestro entorno nos nutra y acompañe en esta etapa tan vulnerable, si bien es cierto que cada lactancia es un mundo y que para muchas madres ha sido, como dicen, «coser y cantar». Mi experiencia requirió que buscase ayuda y acudiese al grupo de lactancia de mi centro de salud, realizara algunas consultas con profesionales de la lactancia (en mi caso Érika Urbáez de Prolactancia, a la que le agradezco mucho su acompañamiento) y tuviera algo más de fe.

La primera crisis de lactancia que vivimos fue la más dura para mí, tanto que el resto casi ni lo sentí. Así, sin planteármelo ni pensarlo mucho, yo, que creía que daría de mamar veinticuatro meses como máximo, ya llevo treinta sin apenas notarlo y sin intención de un destete a corto plazo. Cada lactancia es un mundo. En mi caso debo decir que nunca he padecido una mastitis ni muchas otras dificultades, que sí he escuchado en consulta, y que por muchas razones (pandemia incluida, con más horas en casa, etc.) siento que me ha resultado sencillo. Tu historia, sin embargo, no tiene por qué ser similar ni mucho menos. Si me tuviese que quedar con una frase que he escuchado a lo largo de este tiempo sería esta: «Lo mejor para tu bebé es tener una madre feliz». También destacaría que la lactancia, indistintamente de que sea materna, con fórmula o mixta, debería ser un medio para que compartamos ese momento de comida y conectemos y disfrutemos juntos.

Vivir esto me animó a compartir mi historia por si más madres se encontrasen ante una situación similar a la mía, no para que necesariamente actuasen como yo lo hice —suelo bromear con que la única práctica desaconsejada por la que no pasé fue por la de untarme crema en mis pezones agrietados—, sino para mostrar que, aun con mucha información, la experiencia puede presentarnos retos que tal vez no sepamos abordar en el momento y que es mejor superarlos siguiendo el camino que nos brinde más paz y en buena compañía.

Más allá de mi historia, que puede tomarse como una más de tantas, el NHS[3] comenta que la lactancia materna es una práctica que puede requerir algo de tiempo hasta que le pillemos el truco y que muchas madres pueden cuestionarse si sus bebés estarán comiendo lo suficiente, especialmente en los primeros días. No obstante, a medida que la van dominando, resultará mucho más sencilla y satisfactoria.

Es bien conocido que la leche materna es el alimento ideal para los bebés, se considera segura, se adapta a las necesidades individuales de cada niño, contiene la energía, vitaminas y minerales necesarios para su óptimo crecimiento durante los primeros meses de vida y seguirá aportando hasta la mitad o más de sus requerimientos durante el segundo semestre y hasta un tercio al cumplir el segundo año. Además de aportar anticuerpos que pueden protegerle de enfermedades comunes en la infancia, suele estar siempre disponible y se ha relacionado con un menor riesgo de padecer el síndrome de muerte súbita del lactante, diabetes o leucemia.

También sabemos que las mujeres que amamantan reducen el riesgo de padecer cáncer de ovario y de mama.[4]

Durante las últimas décadas organismos como la OMS o UNICEF han realizado grandes esfuerzos por mejorar las tasas de lactancia a nivel mundial, ya que actualmente solo uno de cada tres niños recibe lactancia materna exclusiva (LME) durante los primeros seis meses de vida, y para 2025 esperan mejorar esta cifra a uno de cada dos. Pese a esto, no se han logrado grandes avances tanto por el marketing inapropiado de fórmulas infantiles —que se suele colar en numerosos espacios— como por la falta de políticas y programas de apoyo a la lactancia, entre ellos los permisos o bajas por maternidad suficientes para poder garantizar los primeros seis meses de lactancia.

ASPECTOS CLAVE DE LA LACTANCIA MATERNA

La OMS recomienda:[5]

- Que la lactancia se inicie en la primera hora tras el parto.
- Que el bebé sea alimentado de forma exclusiva con leche materna —sin incluir ningún otro alimento ni agua— durante los primeros seis meses de vida para promover su óptimo crecimiento.
- Que para cubrir los requerimientos nutricionales a medida que el bebé se desarrolla, se ofrezcan alimentos complementarios seguros y adecuados mientras se mantiene la lactancia.
- Que la lactancia se mantenga durante al menos dos años y hasta que la familia lo decida.

- Que la lactancia ha de ser **a demanda**, lo que significa que se ofrezca tan frecuentemente como el bebé lo solicite, día y noche.

¿Necesitamos prepararnos para la lactancia?

Pese a lo que podamos escuchar estando embarazadas —etapa en la que suelen ofrecernos numerosos consejos con la mejor intención, pese a que muchos de ellos se basan en mitos—, no es necesario preparar nuestro pecho para amamantar a nuestros bebés.

Durante el embarazo y el parto tienen lugar una serie de cambios fisiológicos que son los que pondrán en marcha la lactancia llegado el momento sin necesidad de que tomemos medidas adicionales.[6]

Dicho esto, en caso de que sea nuestro deseo amamantar, podríamos aprovechar los meses del embarazo para aprender sobre lactancia y ganar mayor confianza sobre este proceso. Para ello, encontrarás una serie de libros recomendados al final de este capítulo; asimismo, existen muchos grupos de apoyo a la lactancia, incluso online, a los que podrás asistir durante la gestación para ver cómo se amamanta, ya que muchas de nosotras no hemos crecido viendo a mujeres dar el pecho a nuestro alrededor y no solemos saber de distintos tipos de agarre ni posturas ni nada similar. En estos grupos podrás compartir inquietudes, conocer de primera mano los obstáculos frecuentes a los que podrás enfrentarte (o no) y cómo superarlos; también te brindarán la posibilidad de contar con el apoyo de otras madres desde el inicio del amamantamiento, lo que será uno de los aspectos que podría marcar la diferencia en algún momento crucial de la futura lactancia que pronto emprenderás.

¿Qué sabemos sobre la «hora sagrada»?

La primera hora tras el parto se conoce como la «hora sagrada», puesto que dar el pecho a los recién nacidos en su primera hora de vida les ofrece la mejor oportunidad para sobrevivir, crecer sanos y desarrollar todo su potencial.[7]

Se han descrito buenas prácticas para asegurar que las madres tengan un entorno favorable para iniciar tempranamente la lactancia y lograr continuarla, entre las que destacan:

El contacto inmediato piel con piel, que cuenta con numerosos beneficios para el bebé y no solo para aquellos que serán alimentados con leche materna, sino para todos los bebés, indistintamente de la alimentación que vayan a recibir. Dentro de sus beneficios, cabe destacar que ayuda a regular su temperatura corporal, a mantener sus glucemias más estables y un mejor ritmo cardiaco. Asimismo, les expone a bacterias beneficiosas que se encuentran en la piel de sus madres y que les podrán proteger de infecciones o ayudar a fortalecer su sistema inmunológico.

En cuanto a su relación con la lactancia materna, aumenta las probabilidades de que los bebés mantengan la lactancia y de que esta dure más. También mejora las tasas de lactancia materna exclusiva (LME).[8]

Dar a luz en hospitales o centros que apoyan la lactancia, conocidos como «amigos del niño» o *«baby friendly»* (en estos centros también se asesora a las madres que, bien no pueden, bien han decidido no recurrir a la lactancia materna y les enseñan a utilizar leche de una madre donante o cómo brindar la fórmula infantil de manera segura).

Estos centros deben atenerse a los 10 pasos recomendados por UNICEF para una lactancia exitosa:[9]

1) Cumplir completamente con lo establecido por el
Código Internacional de Comercialización de Sucedáneos de la Leche Materna y con las resolucio-
nes relevantes emitidas por la Asamblea de la OMS,
así como contar con un protocolo de alimentación
infantil escrito que se comunica de forma rutinaria
al personal y a los padres, y establecer el monito-
reo constante para verificar que esto se cumpla.

2) Garantizar que el personal de salud cuente con la
suficiente información, competencia y habilidades para apoyar la lactancia.

3) Conversar acerca de la importancia y el manejo de
la lactancia con las mujeres embarazadas y sus
familiares.

4) Facilitar el contacto piel con piel inmediato e inin-
terrumpido y apoyar a las madres para iniciar la
lactancia tan pronto como sea posible.

5) Apoyar a las madres para iniciar y mantener la lactancia, así como manejar las dificultades comunes que pueden aparecer.

6) No ofrecer a los recién nacidos alimentados con
leche materna ningún otro líquido distinto de
esta, salvo que haya alguna indicación médica
que lo amerite.

7) Mantener a las madres junto a sus bebés las veinticuatro horas del día.

8) Preparar a las madres para reconocer y responder
a las señales de hambre de sus bebés.

9) Ofrecer consejo a las madres acerca del uso y riesgo de biberones, tetinas y chupetes.

10) Coordinar el alta para que los padres y sus bebés
puedan seguir recibiendo apoyo y cuidados.

Así como pueden existir buenas prácticas que favorezcan la lactancia en las primeras horas tras la llegada del bebé, también se conocen prácticas que pueden perjudicar u obstaculizar esta lactancia, entre las que vale la pena mencionar:

Ofrecer alimentos complementarios o líquidos al recién nacido. En las primeras horas tras el parto es posible que, debido a normas culturales, prácticas familiares o procedimientos hospitalarios que no se basan en evidencia científica, se ofrezca al recién nacido un biberón con fórmula o agua azucarada, entre otros líquidos.

En España a esto se le suele llamar el «biberón pirata» y, en diversas ocasiones, se insta a la madre o familia para que lo ofrezca si se considera que el bebé no está recibiendo suficiente leche materna. Esta estrategia no debería ser utilizada por defecto y de forma indiscriminada, puesto que puede retrasar el inicio de la lactancia o traer consigo ciertas dificultades para esta, e incluso se la ha relacionado, aunque aún no se haya esclarecido esta relación o alcanzado un consenso, con la futura aparición de alergia a la proteína de leche de vaca en los niños a los que se les ha ofrecido.[10]

En caso de necesitar suplementar o alimentar al bebé con fórmula, existen diversos métodos pensados para apoyar la lactancia como el dejo-jeringa o el método Kassing, que veremos más adelante.

Cesáreas sin ayuda para la lactancia materna. Comencemos por mencionar que la forma de salir del vientre materno tiene poca influencia sobre nuestra capacidad para amamantar y que la leche materna estará igualmente disponible desde el nacimiento del bebé, tanto si este ha sido por vía vaginal o por cesárea, lo que son datos positivos. Pese a esto, las madres que dan a luz por cesárea, especialmente cuando esta no ha sido previamente planificada, pueden enfrentarse a diversas dificultades como «gestionar los efectos de la anestesia, recuperarse de la cirugía y requerir ayuda para sujetar al bebé adecuadamente», lo que puede retrasar el inicio de la lactancia. La gran mayoría de las dificultades posteriores al parto mediante cesárea podrán ser superadas con el apoyo adecuado del personal sanitario, ya sea ofreciendo consejos acerca de las mejores posturas, asegurando un correcto manejo del dolor, etc., de forma que sea posible colocar en el pecho a los bebés nacidos por cesárea, del mismo modo que a los nacidos mediante parto vaginal, en su primera hora de vida o en cuanto la madre se sienta lista.

Prácticas obsoletas o en desuso. Se deben evitar ciertas prácticas como separar a los recién nacidos de sus madres sin justificación médica u ofrecer biberones u otros alimentos sin indicación expresa de su pediatra.

«Darles a las madres la ayuda que necesitan para empezar a amamantar en la hora posterior al nacimiento del bebé proporciona enormes beneficios para la salud. Pero eso no es suficiente. **Las madres deberían tener la libertad de seguir amamantando tanto tiempo como decidan**».[11]

Las primeras gotas de leche materna: calostro, el «oro líquido»

Incluso antes del parto, algunas mujeres pueden notar cómo le salen del pecho las primeras gotas de calostro, que es un líquido amarillento que marcará el inicio de la lactancia.

Este líquido se conoce como «oro líquido» debido a sus características, entre las que sobresalen:[12]

- Está adaptado a las necesidades específicas de cada bebé.
- Ofrece protección inmunológica a corto y largo plazo, tanto a través de los anticuerpos que contiene como de otros mecanismos, entre los que encontraremos la presencia de lactoferrina, que es una proteína con acción antibacteriana y antifúngica.
- Es rico en vitaminas y minerales que promueven un óptimo crecimiento del bebé.
- Al contener un aporte proteico elevado, puede contribuir al mantenimiento de las glucemias tras el nacimiento del bebé.

A pesar de que se produce en pequeñas cantidades —tal vez apenas veamos algunas gotas—, estas se adaptarán a la capacidad del estómago del bebé en las primeras horas de vida, por lo que podrían necesitarse entre ocho y doce tomas al día durante las primeras setenta y dos horas para satisfacer sus demandas. Una vez transcurrido este tiempo suele ser reemplazado por la leche de transición.

¿Qué esperar los primeros días y semanas de lactancia?

Tal vez pensemos que nuestros bebés necesiten gran cantidad de leche, pero ser conscientes del tamaño del estómago del bebé puede ayudarnos a poner en perspectiva las necesidades reales de lactancia en los primeros días y semanas.

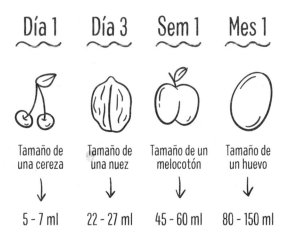

Día 1	Día 3	Sem 1	Mes 1
Tamaño de una cereza	Tamaño de una nuez	Tamaño de un melocotón	Tamaño de un huevo
↓	↓	↓	↓
5 - 7 ml	22 - 27 ml	45 - 60 ml	80 - 150 ml

En vista de que el estómago del recién nacido se irá agrandando y que la leche materna suele digerirse fácilmente, se necesitan tomas frecuentes en los primeros días (8-12/día) y se aconseja no hacer pausas de más de cinco-seis horas. Si esto ocurriese, podría ser recomendable despertar al bebé y ofrecerle el pecho.

LECHE DE TRANSICIÓN Y LECHE MADURA

Al cabo de entre dos y cinco días tras el parto aparecerá la llamada leche de transición y durará aproximadamente hasta los diez-catorce días del bebé. Debido a que la producción será mayor que con el calostro, podrá sentirse presión o turgencia en el pecho, lo que podrá resultar incómodo. No obstante, con algo de práctica, con el apoyo necesario (tanto del entorno como de profesionales que acompañen la lactancia) y con el mantenimiento de la oferta, esta etapa pasará y podremos sentir mayor bienestar.[13]

Una vez superados estos días, llegaremos al periodo de la leche madura, cuya composición puede notarse más rala y diluida al inicio de la toma (para ir adaptando al aparato digestivo)[14] hasta que, a medida que avanza, se libera más grasa y se vuelve más cremosa[15] y saciante. Por ello conviene dejar al bebé lo suficiente en cada pecho para que pueda cubrir sus necesidades nutricionales y se suelte espontáneamente tras saciarse.

Tanto en la etapa de leche de transición como en la de leche madura cada familia podrá vivir distintas experiencias, desde sentir que todo va transcurriendo de acuerdo con lo esperado y sin problema alguno, hasta encontrarse ante situaciones que desconocían que podrían ocurrir o que pueden generar dudas sobre cómo proceder. Entre estas últimas, notar cambios bruscos en el volumen del pecho, sufrir sensibilidad o molestias en el pezón, comprobar que el bebé demanda tomas con mayor frecuencia de la esperada o se suele dormir al cabo de unos minutos, por lo que encadena numerosas tomas. Estas situaciones requerirán la búsqueda de apoyo y respuestas.

También podrá ocurrir que se precise un mayor apoyo si nuestro bebé ha nacido antes de lo esperado, si hemos de alimentar a más de un bebé (parto gemelar), si debemos poner en marcha una lactancia inducida o si existe alguna otra necesidad especial que debamos tener en cuenta.

Para apoyarte en esta tarea, hallarás a continuación una serie de recursos recomendados para encontrar respuestas, así como libros que abordan el tema de la lactancia exhaustivamente y pueden ayudarte a comprender mejor cada una de las situaciones que podrías experimentar:

Grupos de apoyo a la lactancia:

Podrás encontrar algún grupo cercano u online en:
- https://www.ihan.es/grupos-apoyo/
- https://amamanta.es/
- https://www.fedalma.org/
- https://www.llli.org/espanol/

Libros:

- *Somos la leche*, de Alba Padró.
- *Mucha teta*, de Alba Padró.
- *Tu lactancia de principio a fin*, de Gloria Colli Lista.
- *Un regalo para toda la vida*, de Carlos González.

Otros enlaces de interés:

- Para resolver dudas frecuentes y disponer de gran cantidad de información: <https://lactapp.es/>.
- Para conocer cualquier posible interacción de fármacos u otras sustancias con la lactancia, visita: <https://www.e-lactancia.org/> y <http://albalactanciamaterna.org/>.
- Comité de Nutrición y Lactancia Materna de la Asociación Española de Pediatría: <https://www.aeped.es/comite-nutricion-y-lactancia-materna/lactancia-materna/documentos-sobre-lactancia-materna>.
- Asociación Española de Consultoras Certificadas en Lactancia Materna (IBCLC): <https://ibclc.es/>.
- Guía para las madres que amamantan. Ministerio de Sanidad, Servicios Sociales e Igualdad. Servicio de Evaluación del País Vasco OSTEBA. Disponible en: <https://www.aeped.es/sites/default/files/gpc_560_lactancia_osteba_paciente.pdf>.

- Abordaje de las dificultades más frecuentes en lactancia materna. FAME (Federación de Asociación de Matronas de España). Disponible en: <https://www.federacion-matronas.org/wp-content/uploads/2016/06/lactancia-materna-2-6-16.pdf>.

Y, a modo más personal, cuando en las primeras semanas me asaltaron algunas dudas y no sabía si estábamos bien encaminados, realizamos una consulta con Érika Urbáez en: <https://www.mamaprolactancia.com/> en la que las resolvimos y encontramos el acompañamiento que necesitábamos para seguir adelante. En ocasiones una consulta podrá bastar para recordar aquello que sabíamos pero que, con la intensidad del momento, perdemos de vista.

CÓMO SABER SI MI BEBÉ ESTÁ TOMANDO SUFICIENTE LECHE[15]

Podría inferirse que un recién nacido está recibiendo suficiente leche si se muestra tranquilo, tiene la piel tersa, realiza al menos unas ocho tomas al día y se observa relajado al terminar, moja los pañales, hace varias deposiciones al día (aunque algunos días podrán ser una o dos) y muestra una evolución de peso adecuada.

Será importante ofrecer lactancia a demanda y estar atentos a las primeras señales de hambre para no esperar a que aparezca el llanto, considerado una señal tardía de apetito que en ocasiones puede generar ansiedad en el bebé y dificultar las tomas.

También será crucial evitar la oferta de fórmulas si la madre no las desea o si no existe una necesidad real de estas, ya que puede poner en riesgo la lactancia. En muchas ocasiones, recurrir a las fórmulas surge del miedo a no cubrir las necesidades del bebé o como respuesta al llanto que suele producirse en las crisis de lactancia. Estas situaciones, sin embargo, no justifican la lactancia artificial, por lo que debería orientarse a la familia en la búsqueda de otros recursos de apoyo.

Cómo reconocer las señales tempranas de hambre

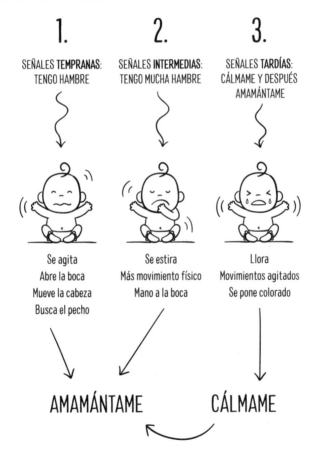

Fuente: Guía para las madres que amamantan. Ministerio de Sanidad, Servicios Sociales e Igualdad. Servicio de Evaluación del País Vasco OSTEBA

Entre los motivos por los que se recomienda que la lactancia sea a demanda se halla el hecho de que la producción de leche materna se regula mediante la succión del bebé. Así: a mayor succión = mayor producción.

No obstante, es posible que atravesemos por etapas en las que puede parecer que nuestra producción no es capaz de satisfacer al bebé, quien se muestra inquieto o incómodo durante las tomas, lo que nos genera angustia y muchas dudas. Estas etapas se conocen como crisis de lactancia o brotes de crecimiento, que ocurren porque el bebé reclama más el pecho, generalmente con el fin de aumentar la producción de leche y, de esta forma, ajustarla a sus cambiantes necesidades de energía y nutrientes. Con todo, también pueden responder a otros motivos (cambios en el sabor de la leche materna o en el tiempo que tarda en salir, entre otros). Aunque sabemos que las crisis de lactancia se pueden dar a ciertas edades, estas son siempre orientativas.[16]

Será de gran ayuda conocer bien las crisis de lactancia para poder identificarlas, entender que son parte normal de la evolución del bebé y saber cómo actuar[17], de modo que se pueda evitar caer en prácticas poco aconsejables como recurrir a la suplementación del bebé con leche artificial sin que sea necesario e incluso dejar la lactancia por pensar que no es suficiente o que nuestra producción no logrará cubrir la nueva demanda.

¿Cuándo podremos esperar que se presente una crisis de lactancia?

- A los quince-veinte días
- A las seis-siete semanas de vida
- A los tres meses
- Al año
- A los dos años

La mayoría de las crisis suelen durar entre tres y siete días y con apoyo, paciencia y algunos consejos que veremos en breve, podrán superarse. Ahora bien, la crisis de los tres meses podría durar hasta un mes, por lo que suele ser una de las más complejas de gestionar (se relaciona con el mayor número de abandonos de la lactancia),[18] aunque esto dependerá de cada madre y cada niño porque no todas las madres notarán todas las crisis con la misma intensidad e incluso algunas podrían pasar casi desapercibidas.

Existen las llamadas falsas crisis de los cuatro y ocho meses, relacionadas con mayores demandas o despertares nocturnos.

Puede ocurrir que sobre los cuatro meses los bebés se despierten más por la noche (incluso cada dos horas), ya que incorporan nuevas fases de sueño y pueden mantenerse durante más tiempo en estadios de sueño ligero —de ahí que se despierten con facilidad—, lo que la familia interpreta como que se «despiertan con hambre» cuando el motivo es otro.

A los ocho meses los bebés pueden comenzar a experimentar la denominada angustia o ansiedad por separación y despertarse angustiados, llorando en plena noche, reclamando el pecho de su madre (para saber que la tienen muy cerca y no se ha ido a ningún sitio) y se calman rápidamente al mamar.

Ambas situaciones requerirán tiempo y maduración por parte del bebé; dejar la lactancia o iniciar la suplementación con leche de fórmula no resolverá este problema.

¿Cómo reconocer una crisis de lactancia?

En las primeras crisis podremos notar que el bebé:

- Quiere mamar de manera continua, lo que puede traducirse en no soltar el pecho o comer cada treinta minutos o menos.
- Llora desesperado si no tiene el pecho en la boca.
- Regurgita leche en cantidades considerables, pero quiere seguir mamando.
- Puede mostrarse alterado cuando está en el pecho: se pone muy nervioso, mama dando tirones, llora en el pecho, arquea la espalda (con el pezón en la boca), tensa las piernas, etc.

Puede que más adelante (crisis de los tres, doce, veinticuatro meses):

- El bebé hace ahora tomas de escasos minutos que pueden parecer caóticas, en las que se distrae por cualquier cosa y a menudo rompe a llorar al poco rato de haber empezado a mamar.
- El bebé solo parece realizar una toma completa y tranquila cuando está dormido.
- La madre puede notar los pechos blandos, lo que atribuye a una producción insuficiente de leche.
- Puede notarse menor velocidad de ganancia de peso y

disminución en la frecuencia de las deposiciones del bebé.
- El bebé aumenta la demanda del pecho, a veces de manera nerviosa e inquisitiva.

¿Qué se puede hacer para afrontar estas crisis? Algunos consejos

- Intentar adaptarnos a la demanda del bebé. Si pide mamar con más frecuencia, ponerlo al pecho cada vez que lo pida, aumentando así la producción de leche.
- Jamás, bajo ningún concepto, se debe forzar a un niño a mamar ni insistir demasiado para que tome el pecho, puesto que esto podría evolucionar de una crisis pasajera en un rechazo real.
- Durante la crisis puede ser útil buscar un entorno tranquilo, poco luminoso y en silencio para dar el pecho.
- Estar atento a las señales tempranas de apetito para ofrecer el pecho antes de que esté más irritable o ansioso.
- Tener mucha calma y paciencia, y buscar apoyo. Puede resultar de gran utilidad hablar con otras madres que estén atravesando o hayan atravesado estas etapas, de manera que podamos sentirnos acompañadas mientras pasa.
- No dejar de confiar en ti y en tu lactancia. En condiciones generales, si la madre no lo desea, no es necesario recurrir a una suplementación de leche artificial en respuesta a estas crisis.
- Finalmente, si la crisis se acompaña de otros signos o síntomas —el bebé no aumenta de peso, muestra señales de malestar, sufre cambios en su ritmo deposicional,

vómitos, entre otros—, será muy importante acudir a consulta con el pediatra.

CUÁNDO SE OFRECE LACTANCIA EN DIFERIDO O SE OFRECE FÓRMULA INFANTIL

Muchas familias, por diversos motivos, recurrirán a la extracción de leche materna para ofrecerla más adelante (en diferido), ofrecerán fórmula infantil o llevarán a cabo una lactancia mixta. A continuación veremos algunos de los aspectos más relevantes acerca de estas formas de alimentación.

Extracción de leche materna

Existen varias técnicas de extracción de leche materna y cada madre podrá elegir la que mejor le funcione, incluso podrá utilizarlas todas según considere oportuno, entre ellas tenemos:

- Extracción manual.
- Extracción con extractor manual.
- Extracción con extractor eléctrico.

> Puedes conocer más acerca de cómo realizar cada una de ellas en los libros recomendados en este capítulo y en:
>
> - Extracción y conservación de leche materna (Actualidad Matrona) ‹https://www.youtube.com/watch?v=ZTODMQPaSaE›.

- Guía para las madres que amamantan. Ministerio de Sanidad, Servicios Sociales e Igualdad. Servicio de Evaluación del País Vasco OSTEBA. Disponible en: ‹https://www.aeped.es/sites/default/files/gpc_560_lactancia_osteba_paciente.pdf›.

Es importante destacar que el volumen de leche que extraigas no será indicativo del volumen que produces, ya que depende de la técnica que se utilice, la experiencia que se tenga con ella o el tipo de sacaleches utilizado, entre otros factores, y que el bebé dispone de mecanismos mucho más efectivos para obtener la leche que necesita a través de la succión directa del pecho de la madre.

Las extracciones no han de resultar dolorosas e irán siendo más efectivas con la práctica, puede que al principio solo se logre obtener algunas gotas, pero a medida que se mantengan las extracciones y se disponga de un lugar tranquilo en el que poder estar relajada, se podrán ir obteniendo mayores volúmenes.

Almacenamiento de la leche materna

Una vez extraída, la leche materna puede ser almacenada por periodos prolongados de tiempo, en determinadas condiciones.[19]

La Academia Americana de Pediatría[20] aconseja:

- Preparar un recipiente adecuado y estéril previo a la extracción para poder almacenar la leche materna. Apuntar en este la fecha de extracción, así como cualquier otro dato necesario (como el nombre si se ha de dejar en un centro de educación infantil).

- Almacenar la leche en pequeñas cantidades para evitar que se desperdicie (se sugieren 2 a 4 oz o aprox. 60-120 ml), ya que cualquier residuo que quede en el biberón tras la toma se ha de utilizar dentro de las dos horas siguientes o, si se refrigera rápidamente, podría usarse en la siguiente toma, pero tras este tiempo habría de desecharse. Siempre se puede descongelar más cantidad si fuese necesario.

- Refrigerar la leche inmediatamente tras la extracción o congelarla si no se va a utilizar dentro de las siguientes veinticuatro horas.

- Colocar la leche materna al fondo de la nevera o congelador (en lugar de en la puerta o cerca de esta, donde la temperatura puede fluctuar).

- Recordar la «regla de los cuatro» para simplificar la información: **cuatro horas a temperatura ambiente y cuatro días en la nevera.**

- Para calentar la leche materna de la nevera se colocará el biberón en un recipiente de agua tibia o debajo de un chorro de agua tibia. No es seguro calentar la leche materna en el microondas debido a que la distribución de calor no es uniforme y existe el riesgo de que el bebé pueda quemarse.

- Para descongelar la leche materna se guardará el recipiente o bolsa en la nevera durante toda la noche y, una vez descongelada, se calentará bajo un chorro de agua tibia o en un recipiente con agua tibia. Esta leche deberá ser utilizada dentro de las veinticuatro horas siguientes.

A continuación se muestra una tabla simplificada sobre cómo conservar la leche materna:

	Conservación
Leche fresca	Nevera: 3 a 5 días Temperatura ambiente (verano): 4 horas Temperatura ambiente (invierno): 6 horas Que se refrigera para congelar posteriormente: no más de 24 horas en nevera.
Leche congelada	• A -19 °C: 6 meses. • A -4/-5 °C: 3 meses. • A -20 °C o superior: 12 meses
Leche descongelada	En la nevera: 24 horas. Descongelada con agua caliente o similar: hasta 2 horas tras la toma. Calentada y que el bebé no ha tomado o que se ha consumido de manera parcial: 1 hora y no se debe volver a calentar.

Fuente: <https://blog.lactapp.es/conservacion-la-leche-tabla-rapida/>

Métodos para ofrecer lactancia en diferido o fórmula infantil

Existen varios métodos para ofrecer un suplemento, lactancia en diferido o fórmula infantil y será aconsejable que cada familia utilice el que mejor se adapte a sus necesidades. Conviene, asimismo, evitar el uso de tetinas cuando sea posible, especialmente si se desea mantener la lactancia materna o mixta, por la posible confusión tetina-pezón que, aunque no necesariamente ocurrirá en todos los bebés, podría interferir con la lactancia.

Dentro de los métodos utilizados para ofrecer leche materna o fórmula tendremos:

- Alimentación con dedo-jeringa o dedo-sonda: puede resultar útil si todavía no está bien establecida la lactancia.
- Alimentación con relactador (generalmente utilizada para ofrecer suplementos cuando existe algún problema con la lactancia): el relactador es una bolsa o botella de leche que se cuelga alrededor del cuello y de la cual salen dos sondas que se fijan al pecho de la madre con cinta adhesiva; se coloca el extremo en la punta del pezón cuando el bebé va a mamar. Al succionar obtiene leche del relactador y del pecho. Su manejo puede resultar complicado, pero con práctica se adquiere destreza y puede resultar muy eficaz.
- Alimentación con cucharita: puede resultar útil en los primeros días de vida, para ofrecer pequeñas cantidades si el bebé está adormilado, hace pocas tomas o no succiona el pecho de forma eficaz.
- Recipiente-cuchara: se parece a un biberón, pero en lugar de tetina, tiene un recipiente con el borde en forma de cuchara. Es sencillo de utilizar y permite ofrecer mayor cantidad de leche.
- Alimentación con taza o vaso: es un método útil y cómodo, aunque requiere práctica. Puedes utilizar los de casa o comprarlos *ex profeso*. Los bebés de bajo peso suelen lamer la leche y los mayores, la succionan.

También podremos utilizar la alimentación mediante el biberón, pero será aconsejable que se ofrezca siguiendo el llamado «método Kassing», que «permite al bebé tomar la leche de la manera más fisiológica, respetando su ritmo, optimizando el volumen ingerido y colocando la lengua de una manera similar a la succión que hace en el pecho».[21]

Método Kassing

Es una técnica de alimentación descrita para el uso de biberones que cuenta con numerosos beneficios, entre los cuales podremos encontrar:[22, 23]

- Minimiza la posibilidad de que el bebé experimente confusión tetina-pezón, al asimilar el ritmo natural de la lactancia, lo que permitiría mantener la lactancia mixta o cambiar entre ambos métodos sin problema.
- Permite al bebé mantener un ritmo de succión-deglución-respiración correcto.
- Tanto la estimulación como la forma y la textura de la tetina favorecen que el bebé mantenga una succión más parecida al pecho.
- Evita la sobrealimentación, dado que favorece que el bebé regule la cantidad de leche que ingiere. Por otro lado, al favorecer un ritmo de alimentación lento, permite al bebé gestionar su hambre y su saciedad.
- Puede reducir algunas molestias gastrointestinales o reflujo.
- Reduce el riesgo de atragantamiento y las infecciones de oído.
- Forma parte de la llamada alimentación responsiva o perceptiva, que tiene en cuenta las señales de hambre y saciedad para permitir al bebé decidir cómo de rápido o lento quiere comer y cuánta cantidad, lo que le ofrece mayor posibilidad de ajustarse a sus propias necesidades.

¿Cómo puedo ponerla en práctica?

1) Se ofrecerá el biberón inclinando al bebé en nuestro regazo, de modo que se pueda dar el biberón lo más horizontal posible para conseguir que lo tome despacio.
2) Estimular el reflejo de búsqueda tocando las mejillas, los labios, la nariz… e introducir la tetina entera cuando esté la boca bien abierta.
3) El niño controla la velocidad y cantidad que desea tomar.
4) Dejar que haga succiones durante veinte-treinta segundos y sacar de la boca rápidamente.
5) Volver a empezar todo el proceso, controlando las señales de saciedad del bebé que nos indicarán cuándo ya está satisfecho y no quiere más leche.

Aunque puede implicar que debamos estar atentos a algunos pasos, tras algunas sesiones tanto la madre como el bebé podrán tener dominada esta técnica. Puedes ver un vídeo sobre esta en: <https://www.youtube.com/watch?v=1NQSiXi91Qw>.

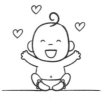

SEÑALES DE SACIEDAD DEL BEBÉ

Disminuye el ritmo de succión o deja de succionar.
Arquea la espalda.
Voltea la cabeza.
Suelta la tetina.
Relaja el cuerpo y abre las manos.
Muestra dedos, brazos y piernas extendidos.
Se distrae con facilidad.
Empuja el biberón.

¿CÓMO SE PREPARA CORRECTAMENTE UN BIBERÓN DE FÓRMULA?

Tal como lo establece la OMS, «las preparaciones en polvo para lactantes no son estériles y pueden contener bacterias nocivas capaces de provocar graves enfermedades en los lactantes. La preparación y la conservación correctas de sucedáneos de la leche materna reducen el riesgo de enfermedad». Puede parecer una tarea sencilla, pero no estará de más recordar que debemos asegurar nuestra limpieza y la de las superficies que se utilizan, así como la adecuada esterilización y almacenamiento de los biberones, tetinas u otros. Por lo demás, se han de seguir los siguientes consejos para preparar biberones seguros:

- Limpiar y desinfectar la superficie en la que se preparará la toma.
- Lavarse las manos con agua y jabón y secarlas con un paño limpio o un paño desechable.
- Hervir agua potable limpia. Podrá utilizarse agua potable embotellada, pero en caso de no poder calentarse por encima de 70 °C, se preparará el biberón para ofrecerse de inmediato.
- Leer las instrucciones que figuran en el envase de la fórmula en polvo para saber qué cantidad de agua y de polvo se necesita. Utilizar más o menos polvo del indicado puede hacer enfermar al bebé.
- Cuidando de evitar las quemaduras, verter la cantidad apropiada de agua hervida en un biberón limpio y esterilizado. El agua no estará a menos de 70 °C, de modo que no se dejará enfriar más de treinta minutos después de hervirla.

- Agregar la cantidad exacta de polvo al agua contenida en el biberón.
- Cerrar el biberón y mezclar bien los ingredientes agitándolo suavemente.
- Enfriar inmediatamente el contenido hasta la temperatura apropiada para alimentar al bebé, colocando el biberón bajo el chorro del grifo o sumergiéndolo en un recipiente con agua fría o con hielo.
- Secar el exterior del biberón con un paño limpio o desechable.
- Comprobar la temperatura de la toma vertiendo unas gotas en el interior de la muñeca. La toma deberá estar tibia, no caliente.
- Alimentar al bebé.
- Desechar todo resto de la toma que no haya sido consumido en un plazo de dos horas.

Puedes leer más en: <https://www.who.int/foodsafety/publications/micro/PIF_Bottle_sp.pdf>.

¿QUÉ DEBEMOS SABER ACERCA DE LAS FÓRMULAS INFANTILES?

La fórmula infantil puede definirse como un alimento para lactantes adecuado para sustituir total o parcialmente a la leche humana, satisfaciendo las necesidades nutritivas normales del lactante.[24] Estas fórmulas intentan reproducir las propiedades, composición y biodisponibilidad (que se refiere a cómo de disponibles y fáciles de absorber serán sus compuestos) de la leche materna[25] tanto como sea posible, aunque habrá algunos componentes que no podrán replicarse, como los anticuerpos.

Suelen presentarse en forma de polvo para disolver en agua (normalmente al 13 %) o ya preparadas para su utilización directa en forma líquida. Pueden clasificarse de acuerdo con su origen en:

- Fórmulas a base de leche de vaca (con predominio de caseína o suero de leche).
- Fórmulas a base de leche de cabra.
- Fórmulas a base de concentrados de proteínas (preferentemente de soja).
- Fórmulas a base de hidrolizados de proteína (en donde además de hidrolizados de proteína de leche de vaca también encontraremos hidrolizados de proteína de arroz).

Y según su utilidad en:

- **Fórmulas de inicio o tipo 1:** dirigidas a bebés desde el nacimiento hasta los cuatro o seis meses de edad.
- **Fórmulas de continuación o tipo 2:** dirigidas a bebés de más de cuatro o seis meses. Tras los seis meses podrán obtener energía y nutrientes de la fórmula y de la alimentación complementaria, por lo que su composición es distinta.
- **Fórmulas especiales:**[26] elaboradas especialmente para lactantes y niños pequeños que tienen problemas o limitaciones en los procesos de absorción, digestión o incapacidad para metabolizar determinadas sustancias, entre ellas se encuentran las fórmulas:
  - Sin lactosa.
  - A base de proteínas vegetales (soja, arroz…).
  - De hidrolizados proteicos: hipoalergénicas e hipoantigénicas.

- Elementales o monoméricas.
- Antiestreñimiento.
- Anticólico.
- Antirreflujo o antirregurgitación.
- Nutricionales día/noche.
- Para el lactante prematuro.
- Para el tratamiento dietético de errores congénitos del metabolismo.
• **Fórmulas de crecimiento o tipo 3:** dirigidas a mayores de doce meses. Este tipo de preparado lácteo es poco aconsejable, por los motivos que veremos más adelante en este capítulo.

Cada una de estas fórmulas tendrá una composición nutricional distinta y, en el momento de prepararlas, se han de seguir con atención las recomendaciones de cada fabricante, ya que una sobreconcentración (colocar más cantidad de fórmula de la aconsejada) podrá provocar deshidratación o sobrecarga renal mientras que una dilución excesiva puede ocasionar que el bebé gane menos peso.

Además, resultará conveniente que se individualicen sus recomendaciones para cada niño (en función de su edad, peso, longitud…), de manera que le permita cubrir sus necesidades sin llegar a sobrealimentarlos (con lo que se favorecería la obesidad desde los primeros meses de vida), para así conseguir un crecimiento y desarrollo óptimos.

Cabe mencionar en este apartado que un niño menor de doce meses solo podrá recibir leche materna o leche de fórmula. La leche de vaca o cabra, entre otras, no serán opciones adecuadas hasta superar los doce meses y mucho menos lo serán los preparados caseros, diluciones u otras elaboraciones domésticas.

Lo primero que es importante mencionar es que todas las fórmulas de inicio disponibles en el mercado (al menos en el mercado español) serán seguras para el bebé y aptas para su consumo, ya que todas han de cumplir con el Real Decreto 867/2008, aprobado por la Reglamentación Técnico-Sanitaria (RTS) sobre la fabricación de leches artificiales. Este decreto tiene como objetivo proporcionar valores (basados en la evidencia científica disponible y teniendo como referente la composición de la leche humana) para establecer los aportes nutricionalmente adecuados de las fórmulas infantiles. A partir de ellos cada laboratorio o casa comercial podrá formular su preparado aportando macro y micronutrientes que se encuentren en el rango establecido (podrán variar porque algunas fórmulas se acercarán más a los mínimos recomendados y otras a los máximos).

Conociendo este dato y teniendo en cuenta el Código Internacional de Comercialización de Sucedáneos de la Leche Materna (creado por la OMS y UNICEF con el propósito de defender la lactancia materna) por el que los profesionales debemos regirnos, no puede hablarse de marcas concretas (lección aprendida) que cumplen algunas recomendaciones, como que la principal fuente de carbohidratos de la leche materna sea la lactosa, la mayor parte del ácido palmítico se encuentre en forma de beta-palmitato o que el contenido proteico se sitúe cerca del 1,1-1,2 g/100ml, por ejemplo. En este sentido, mi recomendación es que se consulte a profesionales sanitarios actualizados que puedan ofrecer el mejor consejo para cada peque, tomando en cuenta sus necesidades, o sus gustos, entre otros factores.

Sobre la fórmula a base de leche de cabra, no existe evidencia en la actualidad para recomendarla en detrimento de la fórmula a base de leche de vaca (aunque se le atribuya que se digiere más fácilmente o que se asemeja más a la leche materna), aunque puede ser de ayuda para algunas familias cuyos bebés sufran de intolerancia a la lactosa (contiene lactosa igualmente, pero en menor proporción) o que, por otros motivos, deseen evitar la leche de vaca. En muchos casos, solemos recomendar las fórmulas basadas en leche de vaca, ya que han sido estudiadas más ampliamente. En cualquier caso, nuevamente será el profesional sanitario el que podrá orientarnos en esta decisión.

¿NOS QUEDAMOS CON LA FÓRMULA DE INICIO HASTA LOS DOCE MESES O CAMBIAMOS A LA FÓRMULA DE CONTINUACIÓN?

En torno a esta pregunta no suele existir consenso, dado que han sido consideradas innecesarias e incluso poco recomendables en función de los ingredientes que empleen en su fabricación. Aun así, son seguras y cumplen con lo establecido en el Real Decreto 867/2008, por lo que podría ocurrir que muchos profesionales e instituciones aconsejen mantener la fórmula de inicio hasta los doce meses.

Uno de los motivos a los que se atribuye el surgimiento de las fórmulas tipo 2 es que las marcas o laboratorios que fabrican fórmulas infantiles se encuentran sujetos a las leyes derivadas del Código Internacional de Comercialización de Sucedáneos de la Leche Materna, en las que se prohíbe la publicidad de las fórmulas de inicio, mas no de las de continuación. Así, la creación de esta fórmula para mayores de seis meses les permitió y permite realizar publicidad de estos productos (publicidad que, además, puede incrementar la venta del resto de los productos de la misma línea, incluida indirectamente la fórmula de inicio).

Como desventajas de las fórmulas de continuación se señalaba, en principio, que su contenido proteico era mayor, lo que resulta poco aconsejable en esta etapa, pero en años recientes esto ha cambiado y muchas de las fórmulas tipo 2 que encontramos en la actualidad ofrecen un contenido proteico similar al de las fórmulas tipo 1.

Como ventajas podríamos mencionar que el aporte de hierro de las fórmulas tipo 2 es superior al encontrado en las de tipo 1 y, en vista de que las demandas en esta etapa suelen ser elevadas, podrían ser de ayuda para cubrir este requerimiento.

También tendremos que su elaboración resulta más económica (pueden requerir menor procesamiento, tener un perfil nutricional ligeramente distinto), lo que traerá como resultado que sean una opción más barata para las familias que ofrezcan fórmula.

Por todo esto, la respuesta será diferente para cada familia y los profesionales sanitarios que las acompañen podrán orientarles acerca del mejor camino que seguir.

¿POR QUÉ NO SE ACONSEJA OFRECER LECHES DE CRECIMIENTO?

Las llamadas leches de crecimiento están dirigidas a niños entre doce meses y tres años. En el siguiente capítulo veremos que, en esta franja de edad, el niño podrá seguir tomando leche materna junto a otros alimentos o, en caso de tomar leche de fórmula, ya estará preparado para tomar leche entera de vaca, cabra u otras opciones para cubrir sus requerimientos de calcio, entre otros nutrientes.

Se ofrecen utilizando como reclamo que están enriquecidas con vitaminas y minerales. No obstante, partiendo del hecho de que la leche no es siquiera un alimento imprescindible a partir de esta edad, encontraremos todas las vitaminas y minerales necesarios para un adecuado crecimiento en los alimentos que habrán de formar parte de una dieta variada. Además, no existe evidencia para asegurar que un aporte extra de vitaminas y minerales en la dieta infantil suponga un beneficio para esta población.

Como si esto fuera poco para desincentivar su consumo, suelen contener ingredientes poco recomendables como azúcares añadidos (no solo innecesarios, sino poco aconsejables), aceites vegetales (ricos en grasas saturadas) o un aporte calórico mayor, por lo que acostumbran ser un producto con un perfil nutricional menos conveniente que las otras alternativas para este grupo de edad (leche entera de vaca, cabra...) y todo esto a un precio mayor.

¿DEBEMOS EVITAR EL ACEITE DE PALMA EN LAS FÓRMULAS INFANTILES?

La respuesta corta sería que, si nos fijásemos únicamente en los aspectos nutricionales y de salud infantil, no será necesario, pero podría depender de la forma en la que se añada a la fórmula.

El aceite de palma es rico en ácido palmítico, que es el ácido graso más abundante en nuestro cuerpo, donde lleva a cabo funciones como la producción de energía, formación de surfactante pulmonar, mantenimiento de algunas funciones del sistema nervioso central, entre otras. También es el más abundante en la leche materna, pues constituye hasta un 20-

25 % de sus ácidos grasos. Al tratarse de una grasa saturada, generalmente se asocia a problemas de salud como elevación del LDL colesterol y el desarrollo de enfermedades metabólicas. Pese a ello, el Comité de Nutrición de la Asociación Española de Pediatría y la Sociedad Española de Gastroenterología, Hepatología y Nutrición Pediátrica señala que no hay pruebas suficientes para recomendar evitar el aceite de palma por razones de salud, aunque aconseja reducir al mínimo los contaminantes del proceso de obtención del ácido palmítico a partir del aceite de palma.[27]

Las fórmulas infantiles buscan aportar un contenido en ácido palmítico similar al de la leche materna, pero en muchas ocasiones tienden a agregar este ácido en una forma química distinta del que encontraremos en la leche humana (alfa-palmitato en lugar de beta-palmitato). Esto podría ser menos recomendable, ya que, entre algunas de las diferencias estudiadas entre ambos, impide que se absorban correctamente algunos nutrientes como el calcio o las grasas, lo que hace que las heces tengan una consistencia más dura.[28]

En los últimos años, la mayoría de las fórmulas infantiles ha aumentado el contenido en beta-palmitato, para acercarse a los valores presentes en la leche humana, favorecer la absorción de ácidos grasos y calcio, así como el desarrollo de una microflora rica en bifidobacterias, pero la inclusión de dicho ácido graso es a criterio del fabricante, puesto que se considera un ingrediente funcional no obligatorio.[29]

CUANDO LLEGA EL MOMENTO DEL DESTETE

No existe una edad concreta para hablar de destete y este puede tener lugar por diversos motivos, en diferentes etapas y de variadas maneras, por lo que cada familia puede llevarlo a cabo de distinta forma.

Existen varios tipos de destete[30] que podrían depender de la causa de este, entre ellos:

- Destete forzoso: cuando ha de ser impuesto antes de que la madre o el niño estén preparados, por lo que ambos necesitarán apoyo y comprensión.
- Destete voluntario: por iniciativa de la madre o del niño.
- Destete natural: una vez que la lactancia ha cumplido su rol.

Siempre sería deseable que el destete se produjera de mutuo acuerdo y fuera un proceso enriquecedor para todos, pero esto no siempre sucede y muchas familias se encuentran en la búsqueda de recursos para que la transición hasta dejar completamente la lactancia sea lo más llevadera posible. Por esto, a continuación, encontrarás los consejos más habituales que pueden ayudar en este proceso:

- No ofrecer, no negar (se aplicará para la lactancia y muchos otros temas en alimentación infantil).
- Anticipar alternativas al amamantamiento, para que el niño dirija su atención hacia algo nuevo y atractivo en vez de hacia el recuerdo de mamar, puede ser un juego, un paseo o un baño, entre otros.
- Ofrecer comidas o bebidas en lugar del pecho, pero solo funcionará en caso de que lo pida por hambre; en este caso, habrá que tener en cuenta que también puede pedirlo por consuelo, cansancio, miedo, confort...
- Negociar demorar una toma en caso de que el niño sea capaz de entenderlo y aceptarlo.

- Leer juntos acerca del destete en caso de que la edad del pequeño lo permita. Existen libros que pueden ayudarnos a transitar por este proceso como *Tetita*, de Diana Oliver, o *La fiesteta*, de Miriam Tirado.

Si necesitas leer más acerca de este proceso, también será aconsejable el libro *Destete. Final de una etapa*, escrito por Alba Padró.

3

Compartimos la mesa

Tras meses de lactancia, se acerca el momento de comenzar a probar otros alimentos y de incluir a nuestro bebé en la mesa junto al resto de la familia, desde donde aprenderá mucho más que alimentación.

Este proceso de probar nuevos alimentos se conoce como alimentación complementaria (AC) y tal como lo recoge la Asociación Española de Pediatría consiste en «ofrecer al lactante alimentos sólidos o líquidos distintos de la leche materna o de una fórmula infantil como complemento y no como sustitución de esta».[1]

El objetivo de la alimentación complementaria ha de ser el de exponer al bebé a nuevos sabores, olores, colores y texturas que le permitan ir educando su paladar y promuevan el disfrute de una dieta variada y saludable, aunque también podrá ser de ayuda para aumentar el aporte de algunos nutrientes como el hierro.

Es habitual que al enfrentarnos a esta etapa surjan muchas

preguntas sobre cuándo comenzar, cómo hacerlo, qué alimentos ofrecer primero, qué hacer si apenas los prueba, cómo progresar... por ello, a continuación, encontrarás respuesta a estas y otras dudas habituales.

> Pese a que contamos con mucha más información que hace algunas décadas, el propósito de tener acceso a toda esta información será el de afrontar cada día con un set de herramientas mucho más amplio que el que tendríamos si desconociéramos los detalles de la etapa que atravesamos. Aun así, de nuevo será valioso recordar que el camino se trazará día a día según lo que cada bebé nos vaya mostrando.

¿CUÁNDO EMPEZAR CON LA ALIMENTACIÓN COMPLEMENTARIA?

El momento oportuno para comenzar a ofrecer alimentos distintos de la leche materna o fórmula dependerá de la madurez y el ritmo de desarrollo de cada niño, pese a que organismos internacionales como la OMS y la Asociación Española de Pediatría recomiendan que sea en torno a los **seis meses** cuando se inicie la alimentación complementaria.[2]

Será importante recordar que comenzar a ofrecer alimentos no implicará que se reduzcan las tomas de leche materna o fórmula, que seguirán siendo a demanda, sino que permitirá al bebé ir descubriendo sabores y texturas cumpliendo un objetivo educativo y no solo nutricional.

Más allá de fijarnos en una edad concreta, sería recomendable que nuestro bebé:

- Sea capaz de mantenerse sentado con apoyo (tal vez necesitan algo de apoyo inicialmente, ya que es importante que mantengan su cabeza y torso estables; no obstante, aunque no sean capaces de sentarse sin él —algo que puede ocurrir alrededor de los ocho meses— si el resto de las señales nos indican que está preparado, podremos comenzar a probar poco a poco).
- Haya ido perdiendo el reflejo de extrusión (este reflejo tiene la función de expulsar de la boca, con la ayuda de la lengua, cualquier alimento que no sea líquido como la leche materna o fórmula, por lo que si se mantiene presente el bebé expulsará los alimentos ofrecidos).
- Sea capaz de coger el alimento y llevárselo a la boca sin mayor dificultad.
- Muestre interés en los alimentos que consume el resto de la familia.
- Sea capaz de realizar movimientos masticatorios básicos (aunque no tenga dientes aún).

En caso de que estas condiciones todavía no se presenten sería posible esperar un poco más, pero estos casos deberían valorarse individualmente para poder recomendar los próximos pasos que seguir.

«Pero nos han aconsejado iniciar la alimentación complementaria en la revisión de los cuatro meses»

En muchas ocasiones recibo en consulta a familias que preguntan si pueden ofrecer algo de fruta o cereales a sus bebés de cuatro meses, puesto que se lo han recomendado y desconocen los peligros que puede acarrear esta práctica.

La Sociedad Europea de Gastroenterología, Hepatología y Nutrición Pediátricas (ESPGHAN) establece un mínimo de diecisiete semanas para el inicio de la alimentación complementaria, aunque recomienda esperar hasta los seis meses, así como la mayoría de las organizaciones científicas que abordan este tema.[3]

Es poco probable que a los cuatro meses podamos encontrar los hitos del desarrollo previamente comentados y habrá que considerar que los alimentos que puedan ofrecérsele al bebé no resultarán tan completos a nivel nutricional como la lactancia (materna o artificial), por lo que se suele animar a las familias a esperar (salvo que en su caso concreto haya otros motivos para iniciar la alimentación complementaria antes de esta edad) hasta los seis meses para dar este paso.

Comenzar muy pronto (antes de los cuatro meses) puede dar lugar a:

- Diarreas, ocasionadas por la digestión y absorción deficiente (inmadurez gastrointestinal).
- Enfermedades respiratorias, causadas por broncoaspiración debido a la inmadurez neurológica.
- Desnutrición, anemia y deficiencias nutricionales específicas por interferencias en la absorción de nutrientes presentes en la leche materna o fórmula, o por disminución en la ingesta de leche materna/fórmula, que cubre por completo las necesidades nutricionales del niño en el primer semestre de vida.
- Mayor riesgo de presentar sobrepeso en el futuro, no solo debido al aporte inadecuado de algunos nutrientes, sino también a que el bebé aún no presenta la madurez necesaria y puede que no sea capaz de demostrar saciedad, dando lugar a una alimentación forzada o sobrealimentación.

Por esto antes de dar este paso se aconseja que cada niño sea evaluado por un **equipo de profesionales de la salud** formado por personal de pediatría, enfermería, nutrición y otros especialistas según sea necesario, quienes, teniendo en cuenta su estado nutricional, desarrollo neurológico y características, podrán diseñar un plan a medida para lograr una introducción de alimentos exitosa.

¿Y si llegados los seis meses mi bebé aún no se mantiene sentado sin apoyo?

Puede que sea recomendable esperar algunos días o semanas hasta que se alcance este hito del desarrollo, de modo que al bebé le resulte sencillo mantener el equilibrio y pueda centrarse en la experiencia de comer.

Será importante conocer también que no todos los bebés estarán listos para iniciar la alimentación complementaria en torno a los seis meses y que muchos de ellos estarían preparados a los siete ocho meses. Ello no pone en riesgo su estado nutricional, ya que la lactancia podría seguir cubriendo sus necesidades; sin embargo, si retarda más allá de los siete meses consultaremos con el equipo de salud para valorar el caso, confirmar que todo se encuentre bien y descartar cualquier inconveniente.

¿CÓMO COMENZAR CON LA ALIMENTACIÓN COMPLEMENTARIA?

Es posible que meses antes de que llegue el momento de iniciar la alimentación complementaria, la familia ya haya leído y pensado acerca de diferentes maneras de llevarla a cabo. Tal vez los abuelos les han compartido anécdotas acerca de sus primeras comidas o hayan visto a otros bebés de su entorno comer un trozo de pan, fruta o verdura y les haya parecido interesante y divertido o, por el contrario, les haya generado dudas sobre su seguridad.

En general, existirán dos maneras principales de abordar este momento:

- Ofreciendo papillas, purés o triturados.
- A través del BLW o destete dirigido por el bebé (método del que han surgido modificaciones como el BLISS o BLW 2.0).

También es posible realizar combinaciones entre ambos o comenzar con triturados y progresar hacia sólidos en torno a los nueve-diez meses, edad en la que se ha descrito una «ventana de oportunidad» para que aquellos bebés que aún no han probado sólidos muestren mayor aceptación y esta transición sea más sencilla y llevadera.

Indistintamente del método que se decida aplicar (papillas versus BLW/BLISS) será aconsejable que se respete siempre el apetito del bebé (nada de avioncitos ni presiones) y que, desde los seis meses, la alimentación esté basada en alimentos de verdad.

BLW

Las siglas BLW corresponden al inglés «*Baby Led Weaning*» (literalmente, destete dirigido por el bebé) y podría entenderse como el inicio de la alimentación complementaria dirigida por el bebé, donde será él quien ejerza el papel protagonista y nos indique el camino.

También se le conoce como «alimentación autorregulada» y abarca mucho más que la forma en la que se presentan los alimentos, que en lugar de ofrecerse triturados se ofrecen a modo de sólidos blandos (con algunas modificaciones para hacerlos más seguros). Además, contempla que las comidas se realicen en familia, que se ofrezcan alimentos saludables para que sea el pequeño quien, con sus manos, se los lleve a la boca y que sea cada bebé el que decida si comerá y cuánto comerá de cada alimento ofrecido (manteniendo la alimentación a demanda).

Todo esto con la finalidad de ofrecer a los bebés una alimentación variada y saludable, que promueva su adecuado desarrollo y que les permita establecer una mejor relación con la comida desde el inicio.

Conocemos este método como tal desde 2001, tal vez incluso un poco antes, pero no fue sino hasta 2008 cuando Gil Rapley, enfermera británica y autora de varios libros sobre este tema, publica el libro *El niño ya come solo*,[4] que inspira a familias a poner en práctica el BLW con la promesa de que esto ayudará a los niños a amar la comida saludable.

El BLW se recoge en libros desde hace algunos años, pero ¿y antes? ¿Cómo nos alimentaban nuestros padres antes de que existieran procesadoras? ¿Cómo es que, a nivel evolutivo, a los seis meses comenzamos a llevarnos todo a la boca? ¿Sabías que no hay prácticamente evidencia de que los purés representen alguna ventaja y que solo se han utilizado en los últimos cincuenta-sesenta años porque a nuestros padres les dijeron que eran una mejor opción que ofrecer sólidos?

Aunque la mayoría de las familias podrá poner en marcha el BLW, no siempre es apropiado como, por ejemplo, en algunos casos de prematuridad o compromiso neurológico, entre otros, donde lo adecuado será consultarlo previamente con su pediatra y dietista-nutricionista para recibir la asesoría adecuada.

¿QUÉ BENEFICIOS SE ATRIBUYEN AL BLW?

Entre los beneficios que se han descrito al poner en práctica este método encontramos:

- Da al bebé la posibilidad de explorar distintos sabores, colores y texturas facilitando la aceptación de una mayor variedad de alimentos.
- Enfatiza en que sea el bebé el que se lleve la comida a la boca, permitiéndole regular mejor la cantidad que ingiere y evitando la sobrealimentación.
- Contribuye al desarrollo de las habilidades del bebé, favoreciendo la mejora de la motricidad fina y de la coordinación ojo-mano-boca, así como de la masticación y la motricidad orofacial.
- Anima a los padres a comer con sus hijos y servirles de ejemplo, compartiendo los alimentos preparados y creando así un momento familiar que se relaciona positivamente con la prevención de la obesidad infantil.
- Se ofrecen alimentos saludables en lugar de productos infantiles como cereales en polvo (con azúcares añadidos), potitos, etc., y se promueve la adaptación del paladar a estos sabores.

- Se ahorra tiempo, ya que se prepara una sola comida que se comparte en familia.
- Fomenta la confianza e independencia del bebé al permitirle desempeñar un rol activo en su alimentación.

¿CÓMO EMPEZAR CON BLW?

Una vez que nuestro bebé esté preparado, comenzaremos a ofrecer alimento por alimento una o dos veces al día, permitiéndole explorarlo y, si quiere, probarlo a su ritmo. Al inicio se ofrecerán trozos más grandes (de mayor tamaño que la palma de la mano del bebé para que cuando este lo agarre haciendo forma de puño, sobresalga) y a medida que va mejorando el agarre y la masticación, iremos cortando los alimentos en trozos más pequeños.

A pesar de que se ha estudiado mucho sobre el orden de introducción de alimentos, aún no existen suficientes evidencias para recomendar comenzar por un grupo de alimentos (por ejemplo, verduras y hortalizas) en lugar de por otro (por ejemplo, frutas), por lo que se podrían ofrecer primero frutas de temporada o verduras y hortalizas, etc.

Para facilitar el proceso, la Agencia de Salud Pública de la Generalitat de Catalunya[5] presenta este calendario orientativo acerca de la oferta de alimentos en esta etapa:

CALENDARIO ORIENTATIVO DE INCORPORACIÓN DE ALIMENTOS

ALIMENTOS	0 - 6 meses	6 - 12 meses	12 - 24 meses	≥3 años
Leche materna	●	●	●	●
Leche adaptada (en niños que no toman leche materna)	●	●		
CEREALES -pan, arroz, pasta, etc.- (con o sin gluten), frutas, verduras, hortalizas,* legumbres, huevos, carne** y pescado,*** aceite de oliva, frutos secos chafados o molidos. Se pueden ofrecer pequeñas cantidades de yogur y queso tierno a partir de los 9-10 meses.		●	●	●
Leche entera (en caso de que no tome leche materna), yogur y queso tierno (en más cantidad)			●	●
Sólidos con riesgo de atragantamiento (frutos secos enteros, palomitas, granos de uva enteros, manzana cruda)				●
Alimentos superfluos (azúcares, miel,**** mermeladas, cacao y chocolate, flanes y postres lácteos, bollería, embutidos y charcutería)	CUANTO MÁS TARDE Y EN MENOS CANTIDAD MEJOR (SIEMPRE A PARTIR DE LOS 12 MESES)			

* Verduras y hortalizas: evitar las espinacas y las acelgas antes de los doce meses (y si se utilizan, que no supongan más del 20 % del contenido total del plato) por su contenido en nitratos. A partir del año y hasta los tres años, es necesario que estas no supongan más de una ración al día. Si el niño sufre una infección bacteriana gastrointestinal, se deben evitar estas dos verduras. Las espinacas y las acelgas cocinadas (enteras o en puré), como el resto de los alimentos, se tienen que conservar en la nevera, o en el congelador si no se consumen el mismo día.

** Carne: los niños menores de seis años no deberían consumir carne procedente de animales cazados con munición de plomo porque causa daños neuronales.

*** Pescado: por su contenido en mercurio, en niños menores de tres años, hay que evitar el consumo de pez espada o emperador, cazón, tintorera y atún (en niños de tres a doce años, limitarlo a 50 g/semana o 100 g/dos semanas y no consumir ninguno más de la misma categoría la misma semana). Además, a causa de la presencia de cadmio, los niños deben evitar el consumo habitual de cabezas de gambas, langostinos y cigalas o el cuerpo de crustáceos parecidos al cangrejo.

**** Se recomienda evitar la miel en niños más pequeños de doce meses por el riesgo de intoxicación alimentaria por botulismo.

Sí que resultará importante incluir alimentos ricos en hierro (capítulo 6) desde los primeros días o semanas, ya que este es uno de los motivos por los que se sugiere empezar la alimentación complementaria en torno a los seis meses (cuando se estima que las reservas que tiene el bebé de este mineral comienzan a agotarse).

Será recomendable que cada vez que se pruebe un nuevo alimento se observe su tolerancia durante uno-tres días (se esperarán tres días para los alimentos que más relación guardan con la aparición de alergias) y durante este tiempo podría repetirse la oferta del alimento que estamos probando y podría acompañarse de otros alimentos que ya se hayan probado, lo que permitirá que, de aparecer algún signo o síntoma de alergia, podamos identificar más fácilmente al alimento responsable.

Estos son los alimentos que causan la mayor cantidad de alergias en niños: gluten (presente en el trigo y derivados como el pan o la pasta, el centeno, la cebada y la avena), huevo, pescado y marisco, soja, frutos secos (podrán probarse como crema de cacahuetes o nueces trituradas), semillas como el sésamo (en tahini o aceite o triturado) y lácteos.

A modo de resumen, las primeras comidas que ofreceremos al bebé tendrán las siguientes características:

1) Tamaño: si son alimentos en trozos, los cortaremos de modo que sean más grandes que su puño ya que, a nivel motor, no cuentan con el suficiente desarrollo para coger trozos pequeños, por lo que les resultaría difícil poder comerlos. Si son preparaciones como carne picada, legumbres, etc., las utilizaremos para hacer recetas como hamburguesitas, que podrán coger con más facilidad.

Los cortes tipo «palitos» (del tamaño de nuestro dedo índice) suelen funcionar muy bien y facilitarles el agarre...

2) Texturas: podremos ofrecer distintas texturas (puré tipo hummus, mezclas de texturas como pasta con boloñesa o sólidos blandos), pero aún no sólidos duros que puedan romperse y causar asfixia como la zanahoria, las uvas enteras o la manzana cruda.

3) Calidad de la dieta: comenzaremos por un alimento y podremos seguir ofreciendo otro y otro más hasta que hayamos probado varios y entonces procedamos a combinarlos. Incluiremos alimentos ricos en hierro desde las primeras semanas. El orden de introducción de alimentos es irrelevante.

4) Podremos comenzar a ofrecer agua en vasito.

5) Se pueden utilizar especias (menos la sal) y distintas técnicas culinarias (no tiene que ser todo hervido o al vapor), podremos hornear, asar, cocinar a la plancha...

BLISS, BLW 2.0, BLW MIXTO...

Existen algunas modificaciones del método BLW conocidas como BLISS o BLW 2.0, cuyas recomendaciones se basan en los mismos principios del BLW, pero buscan enfatizar el aporte de alimentos ricos en hierro desde las primeras semanas de alimentación complementaria e intentan minimizar los posibles riesgos de practicar el BLW (similares en muchas ocasiones a los de la alimentación con triturados).

El BLW mixto se refiere a la combinación del BLW con la oferta de triturados, ya sea por decisión de la familia como por la presencia de otras circunstancias, como que el bebé esté al cuidado de alguien más (abuelos, madre de día, centro infantil) y se sientan más seguros dándole triturados. En cualquier caso, ambas formas de ofrecer los alimentos podrán ser completamente compatibles.

En algunos foros online se menciona que puede resultar confuso para el bebé, pero ha de ser así necesariamente. Muchos bebés gestionan a la perfección el desayunar unas gachas de avena con precuchara o cuchara y comer una hamburguesita o croqueta, por lo que ambas opciones podrán coexistir; se irá observando lo que va funcionando en cada caso y se respetarán los ritmos que marque cada bebé.

Indistintamente de la alternativa que se prefiera, lo importante será darle al bebé la oportunidad de interactuar con el alimento (que se le deje tocarlo, olerlo, jugar…), comer la cantidad que desee, sin presiones, incluso si no quiere probar los alimentos ofrecidos.

BLW Y ATRAGANTAMIENTO

El principal miedo que expresan las familias y el motivo fundamental para decantarse por ofrecer solo triturados hasta los doce meses suele ser el miedo al atragantamiento, pero ¿se conoce la diferencia entre arcada, atragantamiento y asfixia? ¿Sabías que el riesgo de atragantamiento es igual en caso de practicar el BLW (con sus respectivas medidas de seguridad) que si se ofrecen solo papillas?

Disponer de esta información podrá marcar la diferencia entre afrontar las primeras comidas con ansiedad o con confianza.

En torno a los seis meses el bebé estará preparado para masticar trozos blandos de alimentos y, a medida que se sienta seguro, tragarlos. Aunque cada niño podrá experimentar distintas sensaciones y algunos serán más sensibles que otros a las diferentes texturas que vayan probando, podrá ser habitual encontrarse con la aparición de arcadas cuando prueben nuevas consistencias más allá de líquidos.

Aunque las arcadas puedan darnos miedo, quizá podamos verlas como algo positivo si comprendemos que cumplen una función de autopreservación y pueden funcionar como un entrenamiento para tragar (en este sentido, Carlos González las ha comparado con los tropiezos al caminar) e incluso proporcionar a los bebés mayor cantidad de herramientas de cara a su alimentación futura para que esta sea más segura, puesto que aprenden poco a poco a gestionar distintas texturas, tamaños, etc., lo que les dota de mayor seguridad.

Las arcadas se caracterizan por una serie de movimientos que buscan alejar la comida de nuestro estómago, esófago y vías respiratorias, puede terminar en vómito o no, puede solo tratarse de devolver un trozo demasiado grande para ser tragado o puede que se active el reflejo de tos y se expulse cualquier trozo de alimento hacia el exterior. Esto podrá ocurrir exactamente igual con purés o triturados, con la única diferencia de que nuestra respuesta podría ser más tranquila, ya que posiblemente pensemos que sería muy difícil que nuestro bebé se ahogara con este tipo de preparaciones. Este pensamiento debería extrapolarse al BLW, dado que los alimentos que ofreceremos han de ser igualmente seguros.*

* La Academia Americana de Pediatría[6] comenta al respecto que «los niños que practican el BLW y reciben consejos sobre minimizar el atragantamiento no parecen más propensos a atragantarse que aquellos que ponen en marcha prácticas más tradicionales (como los triturados)».

El atragantamiento es la obstrucción parcial o total de las vías respiratorias, lo que podría ocurrir con alimentos o con partes de juguetes, monedas, botones u otros objetos, por lo que siempre será aconsejable que las familias realicen un curso de primeros auxilios (indistintamente del tipo de alimentación complementaria que se ofrezca).

En caso de atragantamiento parcial, lo habitual sería que el bebé tosa y pueda mover al alimento; no obstante, en caso de atragantamiento total (o asfixia) al no poder pasar el aire, el bebé no será capaz de toser ni emitir sonidos y necesitará ayuda (a través de la maniobra de Heimlich o las estrategias aconsejadas al aprender primeros auxilios).

Alimentos con alto riesgo de atragantamiento:

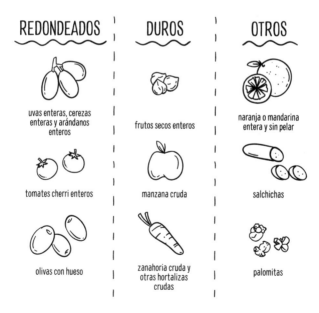

ATRAGANTAMIENTO

Podrán ofrecerse si antes se modifican (cortar, cocinar, rallar...)

REDONDEADOS	DUROS	OTROS
uvas enteras, cerezas enteras y arándanos enteros	frutos secos enteros	naranja o mandarina entera y sin pelar
tomates cherri enteros	manzana cruda	salchichas
olivas con hueso	zanahoria cruda y otras hortalizas crudas	palomitas

Tal vez te anime saber que cuando en casa pusimos en marcha el BLW y vi a mi hija Olivia hacer arcadas e incluso atragantarse con un trozo (ya cortado) de tomate, sentí miedo y nervios, pero mantuve la calma, me contuve y miré con atención el proceso, interviniendo lo mínimo posible (para no contagiarle mis miedos), y así pude constatar cómo ella solita tosió, lo resolvió y siguió adelante, por lo que fui ganando confianza y cada día las arcadas fueron a menos.

Consejos finales:

- Acompañar las comidas de principio a fin, observando el proceso.
- Ofrecer alimentos seguros (cortándolos, cocinándolos al vapor o modificándolos según sea necesario).
- Permitir que sea el bebé el que se lleve el alimento a la boca y vaya aprendiendo acerca del tamaño de los trozos que mastica y traga.
- Mantener la calma ante la presencia de arcadas o tos para que el bebé pueda resolver el episodio y aprender de la experiencia.
- Aprender sobre primeros auxilios.
- Podrá ser aconsejable, en caso de que sientas que el miedo está muy presente, utilizar un enfoque más progresivo y comenzar con triturados o con un BLW mixto en el que se ofrezcan más preparaciones blandas como papillas y, a medida que todos vayamos ganando confianza, avancemos hacia sólidos (recordando que será mejor no demorar la oferta de sólidos blandos más allá de los nueve-diez meses).

Algunos inconvenientes relacionados con el BLW y cómo subsanarlos

Puede ocurrir que al enfrentarnos a los primeros días con BLW, sintamos que este no cubre nuestras expectativas o que surjan situaciones que no sepamos cómo afrontar. En estos casos, quizá estos consejos puedan resultar de ayuda:

- Si el peque no prueba la comida ni la toca, puede que aún no esté preparado para iniciar la alimentación complementaria y necesite algo más de tiempo. Se podrá volver a probar al cabo de unos días. Si cumplidos los siete meses aún no muestra interés, se aconsejará consultar con el pediatra para valorar que todo vaya progresando adecuadamente y podrá esperarse un poco más, pero alrededor de los ocho meses ya debería haberse iniciado la alimentación complementaria.
- Si el peque toca la comida, pero todavía no la prueba, podrá ser igualmente cuestión de tiempo, ya que irá recabando información a partir del tacto acerca de las texturas, y una vez que sienta la suficiente confianza en los alimentos, podrá animarse a probarlos.
- Si el peque tira la comida: puede que no tenga apetito en ese momento, podremos probar espaciar la última toma de lactancia con respecto a la comida un poco más y también podría darse que se sienta abrumado por la cantidad de comida ofrecida, por lo que se aconseja ofrecer solo un trozo al inicio o poca cantidad y, a medida que progrese la alimentación complementaria, aunque también dependiendo de las preferencias de cada peque, se podrá llenar más el plato o servir porciones mayores.
- Si nos agobia la limpieza: existen cobertores que pue-

den colocarse bajo la trona del bebé para recoger los trozos de comida que caen al suelo y, dependiendo de la época del año, podremos sentar a nuestros peques en pañales o con pechitos o baberos que tengan mangas incorporadas y que protejan su ropa. No se recomienda limpiar constantemente al bebé mientras va comiendo, puesto que, a la mayoría de los niños, esto les puede resultar desagradable; en su lugar, será preferible dejarles que se ensucien y, al finalizar la comida, llevarlos al lavamanos o bañera y lavarlos allí con agua y jabón.

• Si come pequeñas cantidades: recordemos que su principal alimento será la lactancia, por lo que debemos confiar en sus señales de hambre y saciedad y permitirles decidir las cantidades de comida que comen. De igual manera, nos aseguraremos de incluir alimentos densos en cada comida (por ejemplo, aceite de oliva virgen extra mezclado con algún alimento, aguacate, hummus, frutas...), especialmente en los primeros meses de BLW, para así ofrecer un mayor aporte nutricional.

CON BLW O TRITURADOS POR IGUAL

A continuación encontrarás respuesta a las preguntas más frecuentes que suelen surgir en torno a la alimentación complementaria, indistintamente de si se practica o no el BLW

¿Cuántas comidas ofrecer?

Al inicio de la alimentación complementaria suelen ofrecerse una-dos comida(s) al día para no desplazar las tomas de lactancia, y se podrá ir progresando poco a poco para acercarse a las tres comidas al día en torno a los nueve meses y a las cuatro-cinco comidas al día al llegar al año.

Sería recomendable no comenzar con la oferta de cenas (debido a que puede resultar más complejo identificar una reacción desfavorable en las horas siguientes a la comida), y dejarlas para un poco más adelante, salvo que sea la única comida en la que coincide toda la familia; entonces, se podría repetir algo que hayan probado antes en algún desayuno o comida, de modo que se minimice este riesgo.

Sin perder de vista que la lactancia seguirá siendo el principal alimento del bebé, se aconsejará a las familias ofrecer primero leche materna o fórmula y, al cabo de unos minutos (dependerá de cada bebé, en algunos casos podrán ser 15-20 minutos, en otros 30-45-60 minutos), se ofrecerá la comida, de forma que el bebé se relacione con esos primeros alimentos desde un lugar más tranquilo, con curiosidad y ganas de experimentar, pero sin sentir tanto apetito que, al enfrentarse al reto de aprender a alimentarse, pueda sentir frustración por no saciar dicho apetito a un ritmo más rápido.

Una vez que tengan más dominado el proceso, lo que podría ocurrir entre los ocho y nueve meses para algunos bebés y, dependiendo de las circunstancias de cada uno (si su crecimiento y desarrollo van de acuerdo con lo esperado, entre otras variables) se podrá comenzar a invertir el orden en alguna(s) toma(s). Esto suele sugerirse mayoritariamente en casos de bebés alimentados con fórmula, puesto que resulta más saciante y podría llegar a interferir con el apetito incluso un par de horas después, por lo que se podría flexibilizar esta recomendación y, por ejemplo, si se ofreció lactancia a las diez de la mañana, se podría ofrecer directamente la comida a las doce y media o una y, tras esta comida, ofrecer el biberón por si aún queda algo de apetito por cubrir.

¿Cuánto debe comer el bebé?

Tanto como quiera, así como en la lactancia, la alimentación seguirá siendo a demanda.

A pesar de que esto pueda generar angustia, puesto que en el pasado se entregaban a las familias recomendaciones con gramajes o cantidades concretas y tal vez se esperen indicaciones así de concretas para ponerse en marcha, vale la pena recordar que aún gran parte de las necesidades nutricionales seguirán cubiertas por la lactancia y que los alimentos cumplen un propósito más bien educativo (mayor variedad de la dieta, aprender a masticar y a gestionarlos), aunque contribuyan también al aporte de nutrientes, por lo que no habría que preocuparse si al principio apenas prueban la comida (dependerá de cada caso) porque mientras se mantenga la lactancia a demanda, todo irá bien.

Será mucho más interesante poner el foco en la calidad de lo que se ofrecerá en lugar de en las cantidades que cada niño come, dado que solo él sabrá cuánto apetito tiene en cada momento.

Al abordar este aspecto de la lactancia materna en charlas o consultas de las familias mi propósito es reconocer que no sabemos cuánta leche sale de cada pecho y que por tanto nos dejemos llevar, confiando en que el bebé demandará cuando sienta que lo necesita y tomará la cantidad que considere oportuna.

Para apoyarnos en esta tarea, tanto la Agencia de Salud Pública de la Generalitat de Catalunya como el Instituto Ellyn Satter[7] establecen una división de responsabilidades para orientarnos. Así, nos indican que como adultos cuidadores nuestra responsabilidad recaerá en qué alimentos ofreceremos en cada comida (planeamos el menú y las preparaciones), los horarios de comidas y el lugar en donde esas comidas se ofrecen (evitando la presencia de distractores cuando sea posible), mientras que será cada niño el responsable de decidir si come o no algo de lo ofrecido y, en caso de hacerlo, cuánta cantidad comerá de cada alimento.

¿Cuándo y cómo ofrecer agua?

Hasta hace algunos años, solía aconsejarse proporcionar agua al bebé desde el inicio de la alimentación complementaria, pero esto ha cambiado y recientemente se puede ofrecer más adelante e incluso algunos profesionales consideran que podría hacerse a partir de los nueve-doce meses ya que antes de esta etapa la lactancia, que estará en gran medida compuesta por agua, podrá cubrir las necesidades hídricas del bebé.

Más allá de pautar una edad concreta, se tendrá en cuenta que la edad mínima para ofrecerla serán los seis meses y que a partir de este momento podrá depender del clima y las necesidades de cada bebé; por ejemplo, en caso de notar estreñimiento, podría ser recomendable ofrecer una pequeña cantidad de agua en torno a las comidas, por si resultase de ayuda para mejorar este cuadro.

Actualmente se aconseja que el agua se ofrezca en vasito abierto o con pajita en lugar de con biberón o vasitos antiderrames para promover el desarrollo de las habilidades del bebé con respecto al manejo de los líquidos que podrán ser utilizadas más adelante. En caso de utilizar biberón o vasito antiderrame, lo consideraremos transitorio para, alrededor de los doce meses, ofrecer el agua y el resto de los líquidos con vasito.

Existen vasitos diseñados para que el bebé sea capaz de

agarrarlo con las manos y llevarlo a su boca desde temprana edad; del mismo modo, podrían aprender a utilizar una pajita desde los seis meses.

¿Qué hay de cierto en que si agregamos cereales en el biberón el niño dormirá más?

Este es uno de esos mitos que no deja de circular, tal vez porque hay quien asegura a nivel personal que ha notado algún cambio o mejoría en el patrón de sueño de su peque. Pese a esto, la evidencia nos dice que no existen pruebas concluyentes para pensar que esto pueda ser cierto. Y de no tener otras implicaciones para la salud, posiblemente podríamos decir a las familias que pueden probarlo y sacar sus propias conclusiones, pero tanto los Centros para el Control y la Prevención de Enfermedades (CDC en sus siglas en inglés) como la Academia Americana de Pediatría (AAP) desaconsejan esta práctica por los riesgos que puede acarrear (mayor probabilidad de atragantamiento, sobrealimentación, favorece la formación de caries en bebés mayores), por lo que será mejor evitarla y recurrir a otras opciones.*

> En el biberón solo se ofrecerá la fórmula. Los cereales, en caso de ofrecerlos, serán siempre en polvo y con cuchara.

* Salvo estricta recomendación de su pediatra como parte del tratamiento de algún caso concreto.

Me han aconsejado empezar por papillas de cereales. Si quiero ofrecerla ¿cuál debo elegir?

En caso de preferir ofrecer papillas de cereales al inicio de la alimentación complementaria, ya sea opción familiar, porque inspira tranquilidad el saber que están enriquecidas con vitaminas y minerales (aunque estas se podrán obtener de la lactancia + otros alimentos) o que su textura es muy homogénea y se piensa que pueden causar menos atragantamientos (aunque se ha visto que la incidencia es similar que con otras texturas) o por el motivo que sea, es importante mencionar que no todos los cereales que encontramos en el mercado son iguales. En efecto, desde hace algún tiempo podemos hallar opciones que **no contienen azúcares añadidos** (ni azúcares disfrazados con otros nombres como maltodextrina ni sin disfrazar como galleta en polvo) e incluso puede que **no hayan sido hidrolizados o dextrinados** (proceso por el cual el azúcar presente en los cereales podrá transformarse en azúcar libre y absorberse con mayor facilidad) y presenten los cereales en sus formas integrales, mucho más recomendables. Esto resultará de ayuda para seguir las recomendaciones de la OMS en cuanto a evitar el consumo de azúcar en niños menores de doce meses.

Y si no quiero ofrecerlas ¿cómo podría aportar los cereales?

Los cereales pueden ofrecerse desde el inicio de la alimentación complementaria del mismo modo que los come el resto de la familia, bastará con seguir una serie de consejos:

- Si se ofrecen a través de BLW, podremos preparar bolitas de arroz, dejándolo cocer lo suficiente para mezclarlo con algún puré de verduras (como calabaza) y que nos permita formar bolitas que el bebé pueda coger con facilidad, o preparando recetas como risotto o arroz meloso para que pueda cogerlo con la mano o con la ayuda de una precuchara. Otros cereales como el trigo podrán ofrecerse en forma de pasta (preferiblemente espaguetis o formas más grandes al inicio para que no se le escapen entre los dedos), de panes (como el pan de barra sin sal que pueden ir chupando y deshaciendo por acción de la saliva) o de cuscús, junto a preparaciones o purés. También podremos ofrecer quinoa dentro de una hamburguesita o con puré, avena en gachas o como parte de un bizcochito con plátano (sin azúcar), maíz por medio de recetas como arepitas blandas o formando una masa suave que podemos acompañar con aguacate, entre muchas más recetas que podremos probar (ver recomendaciones en Bibliografía).
- Si se ofrecen triturados, es posible preparar papillas en casa con arroz, sémola de maíz o de trigo, cuscús o quinoa (que además servirían para añadir algo de textura) entre otras opciones, que solo habrá que triturar junto al resto de los ingredientes para ofrecer con cuchara; en este sentido, es mejor si dejamos al peque una precuchara de modo que pueda participar también.

Por todo esto, no suele ser necesario recurrir a los cereales comerciales; de ser así (comidas fuera de casa, con cuidadores...) podrán complementarse sin mayor problema.

Y ya que hablamos de cereales, ¿se debe retrasar el aporte de gluten?

Actualmente no se aconseja retrasar el aporte de gluten puesto que no existe evidencia de que esta práctica pueda traer consigo beneficios (no ha mostrado reducir la posibilidad de padecer alergias al gluten ni de padecer enfermedad celiaca), por lo que tanto la Asociación Española de Pediatría como la Asociación Americana de Pediatría, entre otras, avala su introducción desde los seis meses en adelante.

En algunas revisiones se aconseja no ofrecer alimentos con gluten en grandes cantidades, pero no suelo considerar necesario hacer hincapié en esto por dos motivos: los bebés de seis a ocho meses no suelen comer «grandes cantidades» (porque no establecen una cantidad determinada) de casi ningún alimento salvo lactancia, y si variamos la alimentación para ir probando distintas preparaciones no habrá lugar para ofrecer gluten en «grandes cantidades» a diario, puesto que a pesar de que puedan comer un trocito de tostada en desayunos, irán comiendo patatas o boniatos, arroz, maíz, quinoa y otras fuentes de carbohidratos en comidas y cenas. En cualquier caso, si en casa suelen comer panes en desayuno, pastas de trigo en comida y bocadillos en cenas, tal vez convendría variar más el patrón de cereales o alimentos que aportan carbohidratos a la dieta familiar.

Alimentos que evitar al iniciar la alimentación complementaria

Hoy sabemos que no será necesario evitar alérgenos como el huevo ni el pescado, ya que no se ha establecido que esta práctica sea de ayuda para evitar el desarrollo de alergias en el futuro. Sin embargo, existe una serie de alimentos que sí será aconsejable evitar antes de los doce meses por distintos motivos que expondré a continuación:

- El azúcar y los productos que lo contienen: galletas (aunque estén dirigidas a bebés), cereales infantiles, purés o potitos y yogures para bebés, dado que, además de contribuir a la aparición de sobrepeso infantil, podrán dificultar la aceptación de alimentos como las verduras y las hortalizas al acostumbrar al paladar a sabores más intensos. También debemos evitar los edulcorantes por este motivo.
- La miel, por el riesgo de contraer botulismo y por ser un endulzante más.
- La sal, tanto por generar mayor trabajo a los riñones del bebé (que deberán eliminar el exceso de sodio) como por acostumbrar al paladar a este sabor.
- Las algas, debido a su elevada concentración de yodo, que puede afectar la función tiroidea.
- Los lácteos desnatados (pueden probarse los lácteos enteros en pequeñas cantidades o como parte de recetas, pero nunca en sustitución de la leche materna o fórmula), dado que los requerimientos de grasas son mayores en los niños, y también debe evitarse la leche sin pasteurizar que puede conllevar la aparición de enfermedades transmitidas por alimentos (brucelosis, listeriosis, etc.).
- La bebida de arroz, debido a que contiene arsénico inorgánico (en caso de consumir arroz cocido o en preparaciones tuvo oportunidad de evaporarse o diluirse en el agua de cocción, sin embargo, en el caso de la bebida de arroz, puede permanecer en el agua).

- Pescados de gran tamaño (emperador, atún rojo, lucio y tiburón) y mariscos, a causa de la presencia de mercurio y la acumulación de otros metales pesados como el cadmio o el plomo.
- Espinacas, acelgas y borrajas, por la presencia de nitratos en sus hojas.
- Alimentos que puedan causar ahogamientos: frutos secos enteros (pueden comerse en crema o triturados), palomitas de maíz, zanahoria y manzana crudas (pueden ofrecerse ralladas), frutas como cerezas o uvas enteras (pueden ofrecerse cortadas en cuartos), salchichas o longanizas, caramelos o chicles, entre otros.
- Carnes procesadas como jamón, embutidos, salchichas, ricas en sal y poco recomendables.
- Carne de caza o cazadas con municiones de plomo por contaminación con este mineral o carnes poco hechas por su posible presencia de bacterias, que las harán poco seguras.

El resto de las frutas, verduras y hortalizas, legumbres, carnes y otros alimentos no recogidos en este listado pueden comenzar a ofrecerse progresivamente a partir de los seis meses.

A continuación, encontrarás tres ejemplos de menú que podrás preparar en los primeros meses de BLW, tanto si prefieres recetas más elaboradas como si optas por algunas más sencillas, si pruebas con distintos platos a diario o si repites varias veces por semana, de modo que tengas una guía de cómo se puede ir progresando. Recuerda siempre adaptarlo a tu caso y necesidades y ante la duda, consultar con un dietista-nutricionista infantil.

- En estos menús se mostrarán solo algunos ejemplos de alimentos que se pueden ofrecer en estas etapas, pero podrás elegir otros en su lugar u ofrecerlos de modo distinto (repitiendo más opciones, eligiendo otros tiempos de comida...).

- En las etapas de seis y nueve meses nos aseguraremos de ofrecer primero leche materna o fórmula y, tras algunos minutos (puede variar según cada peque e ir desde inmediatamente después hasta cuarenta-sesenta minutos después), las comidas, pero recordemos que hasta el año la lactancia (materna o con fórmula) será la principal fuente de nutrientes para el bebé y la función de las comidas será más complementar que sustituir.

- En el menú de seis meses se ofrecen alternativas para BLW y se prueba un solo alimento nuevo por día (la mayoría se pueden adaptar a triturados o se pueden utilizar los ingredientes de base para preparar purés).

- En muchas ocasiones puede ser útil el uso de una precuchara (ver recursos adicionales al final del capítulo).

- A partir de los doce meses ya se podrá ofrecer directamente la comida e ir sustituyendo tomas por comidas y ofrecer un menú completo.

	Lunes	Martes	Miércoles	Jueves	Viernes	Sábado	Domingo
Almuerzo	**Aguacate** (en trozos o aplastado + precuchara)	**Pera** (cocida al vapor)	Gachas de **avena** con pera	Pera (cocida al vapor)	Tostada* con aguacate o gachas de avena con canela	Tortitas de avena con **plátano**	Gachas de avena con plátano y canela
Comida	Aguacate	Pera (cocida al vapor)	Aguacate	**Espaguetis/sémola de trigo** con aceite de oliva virgen extra	**Pollo o lentejas,** cuscús*** y aguacate (+ aceite de oliva virgen extra)	Pollo/lentejas con cuscús (+ aceite de oliva virgen extra) y aguacate	Pollo/lentejas con **boniato** y aceite de oliva virgen extra

* De pan de trigo integral (preferiblemente sin sal) que seguirá formando parte de la prueba del gluten que se inició el miércoles con la avena, se mantuvo el día anterior con los espaguetis y se culminaría con el pan o la avena nuevamente (se recomienda observar durante tres días la tolerancia a los alérgenos o alimentos que mayormente pueden causar alergia).

** Elegir una de las opciones para probar: pollo o en caso de no comer carnes se podrán probar las lentejas (ambas opciones son fuente de hierro). Se podrán presentar en preparaciones como hamburguesitas o mezclados con el cuscús y el aguacate para formar bolitas (el pollo se desmecharía o picaría y las lentejas se podrían dejar enteras o en puré).

*** Se puede mezclar el cuscús con aguacate de modo que se compacte un poco y el bebé lo pueda coger con la mano o con la ayuda de una precuchara.

	Lunes	Martes	Miércoles	Jueves	Viernes	Sábado	Domingo
Almuerzo	Gachas de avena con plátano	Yogur natural* o de soja* con fruta fresca	Tostadas con tomate rallado y aceite de oliva virgen extra	Gachas de avena con manzana y canela	Pudding de quinoa o chía con fruta fresca cortada	Tostadas con aguacate y aceite de oliva virgen extra	Tortitas de plátano con crema de cacahuete
Comida	Lentejas con verduritas y cuscús	Salmón al horno con arroz integral + aguacate (formando una masa o bolitas) y rueditas de pepino con AOVE	Nuggets de pollo/tofu con quinoa + mazorca de maíz y tomate cherri cortado**	Pasta con boloñesa (de ternera/ lentejas) y brócoli al vapor	Merluza a la plancha (o en salsa verde) con patatas y guisantes	Pollo/tofu al horno con boniato y verduras de temporada	Paella de verduras
Cena	Tortilla de patata con tomate en rodajas (+ AOVE)	Crema de verduras (con alubias blancas)	Hervido de judías verdes, patata y zanahoria** con huevo cocido (opcional)	Hummus con palitos de pepino y ensalada (tabulé con bulgur o cuscús)	Quinoa con verduritas	Hamburguesas vegetales (de lentejas o alubias) con ensalada rallada	Pescado a la plancha con ensalada de tomate y fruta de temporada

AOVE= aceite de oliva virgen extra.
* Ya se podrán ofrecer lácteos enteros (yogur o queso) de forma ocasional y el yogur de soja se puede ofrecer desde los seis meses. Elegir opciones sin azúcares añadidos.
** Pueden causar atragantamiento, por lo que habrá que asegurarse de cortarlos de formas seguras (tomates cherri en cuartos y zanahoria en palitos largos cocidos).

	Lunes	Martes	Miércoles	Jueves	Viernes	Sábado	Domingo
Almuerzo	Gachas de avena con plátano	Yogur natural* o de soja* con fruta fresca y cereal hinchado sin azúcar	Tostadas con tomate rallado y aceite de oliva virgen extra + fruta de temporada	Plátano con crema de cacahuete o tortitas de plátano con crema de cacahuete	Tostadas con aguacate y aceite de oliva virgen extra	Bizcocho casero de zanahoria o plátano (sin azúcar) + fruta de temporada	Revuelto de huevos o tofu con verduras y tostadas con AOVE + fruta de temporada
				Fruta de temporada*			
Comida	Guiso de lentejas con verduras y arroz basmati	Salmón a la plancha con quinoa y ensalada variada	Wok de pavo con arroz integral y verduras salteadas	Pasta al pesto o boloñesa de lentejas/soja + brócoli al vapor	Fingers de pollo/tofu con palitos de boniato y guisantes	Pescado al horno con arroz y ensalada variada	Lasaña tradicional o de verduras
				Fruta de temporada*			
Cena	Revuelto de verduras con tostadas (+ AOVE)	Pizza casera con verduras	Tortilla de patata y calabacín con ensalada de tomate (+AOVE)	Sardinas al sésamo o pescado a la plancha con ensalada rallada	Ensalada de quinoa	Crema de verduras (con alubias blancas)	Ensalada de garbanzos

* Se pueden acompañar de otras opciones saludables comentadas en esta guía.

Ejemplo de plato BLW

Una vez que el bebé haya probado sus primeros alimentos, podremos comenzar a ofrecer combinaciones sencillas que tengan en cuenta las necesidades de cada niño y de esta etapa.

EL PLATO CONTENDRÁ:

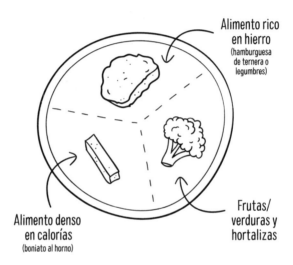

Alimento rico en hierro
(hamburguesa de ternera o legumbres)

Frutas/ verduras y hortalizas

Alimento denso en calorías
(boniato al horno)

¿QUÉ OCURRE DESPUÉS DEL AÑO?

La alimentación complementaria ya ha quedado atrás y nos esperan nuevos retos.

Ahora nuestro peque habrá de estar incorporado a la mesa familiar, compartiendo todas las comidas con nosotros.

Si ha estado comiendo potitos o triturados, será un buen momento para dar el paso a compartir más alimentos sólidos que nos permitan comer lo mismo en el mismo formato, lo que no solo le dará mayor confianza, sino que nos hará más fácil la preparación de las comidas.

Si ya ha probado sólidos, seguiremos ofreciendo distintos sabores y texturas por medio de un menú completo y equilibrado.

En cualquier caso, es a partir de este momento cuando los alimentos comienzan a tomar mayor protagonismo. La lactancia podrá seguir siendo una gran aliada, pero cada día nos iremos apoyando más en los desayunos, meriendas, comidas y cenas que ofrecemos para proporcionar los distintos nutrientes que precisan nuestros peques para crecer sanos.

También se volverán más independientes y querrán alimentarse por sí mismos. Aunque aún les cueste hacerlo y esto signifique limpiar un poco más, será importante darles la oportunidad de seguir desarrollando estas habilidades en la medida de nuestras posibilidades, tal vez sea en una comida del día o en alguna merienda, pero así cada día podrá hacerlo mejor y en nada hasta podrá ayudar a preparar algún plato sencillo.

De la mano de esta independencia, llega también la clara aparición de preferencias y rechazos, puede que tras un par de bocados no quieran seguir comiendo, que rechacen alimentos que antes aceptaron o que se resistan a sentarse en la mesa, todo ello suele tener un trasfondo que iremos compartiendo para brindarles las herramientas para no vivirlo con frustración y acompañar las comidas de forma positiva.

Si no he practicado BLW, ¿cómo lograr la transición a sólidos?

Si llegados a los doce meses, el niño todavía no ha probado alimentos sólidos, se podrá comenzar a partir de este momento, conociendo que es posible que nos lleve algo más de tiempo y paciencia, puesto que en muchos casos se habrán acostumbrado lo suficiente a las texturas semisólidas y ante el reto de una textura más sólida o mixta (cuando se combinan texturas como, por ejemplo, en un yogur con muesli o una crema con pipas de calabaza) muestren mayor rechazo.

Además, esto podrá combinarse con otras características de esta etapa como la disminución de la velocidad de crecimiento (crecen a un ritmo más pausado) que puede interferir con el apetito y hacerlo más fluctuante.

En cualquier caso, si notásemos que nos está costando mucho progresar, existen maravillosos profesionales (específicamente logopedas especializados en alimentación infantil y terapeutas ocupacionales) que podrán valorar nuestro caso y ofrecernos medidas que poner en marcha para lograr con éxito esta transición.

Lactancia en niños mayores

Aunque en el capítulo 1 hemos visto que solo un pequeño porcentaje de madres ofrecerán lactancia después de los seis meses y aún menos superarán el año, la recomendación sigue siendo mantenerla, de ser posible, hasta alcanzar los dos años o la edad que la familia decida, teniendo en cuenta que el comité de Lactancia de la Asociación Española de Pediatría comenta que, a mayor duración de la lactancia, mayor será su beneficio potencial. En cualquier caso, se anima a respetar y no juzgar la decisión de cada familia, que surgirá de sus necesidades y circunstancias.

En este sentido y en vista de la cantidad de mitos que suelen rodear la lactancia, será importante mencionar que la leche humana seguirá siendo igual de nutritiva (nunca se volverá «agua») e incluso podrá considerarse superior a la leche de vaca. Además, los beneficios emocionales e inmunológicos del amamantamiento continuarán durante el tiempo que dure la lactancia.

¿LÁCTEOS DESPUÉS DEL AÑO? ¿OFRECERLOS O NO? ¿CUÁNTA CANTIDAD? ¿CUÁLES ELEGIR?

Los lácteos (en especial leche entera y yogur natural) son alimentos completos que podrán aportar proteínas, carbohidratos, grasas, vitaminas y minerales; sin embargo, existirán familias que deban o deseen evitarlos debido a la presencia de alergia a la proteína de la leche de vaca o a regimenes alimentarios especiales (como en el caso de las familias vegetarianas estrictas).

En cualquier caso, los nutrientes obtenidos de la leche podrán obtenerse de otros alimentos.

En caso de ofrecerlos, la recomendación actual de este grupo de alimentos suele situarse en una-dos raciones diarias (1 ración = 1 vaso de leche o 1 yogur) aunque podría variar según las necesidades de cada niño.

Dicho esto, hablaremos sobre las distintas opciones de leches o bebidas vegetales que encontraremos en el mercado para aclararnos un poco sobre cuál ofrecer, cuándo ofrecerla y cómo utilizar cada una de estas:

Leche de vaca (o yogur de leche de vaca):

- Aunque recientemente ha surgido mucha controversia en torno a su consumo, no se ha encontrado evidencia de que, en cantidades adecuadas, pueda causar problemas de salud[8].

- Es un alimento bastante completo desde el punto de vista nutricional, ya que aporta proteínas, carbohidratos, grasas, vitaminas y minerales.

- En niños sanos menores de cinco años no se suele indicar leche desnatada e incluso en mayores actualmente se está debatiendo la pertinencia de recomendar este tipo de leche.

- La leche o el yogur se ofrecerá preferiblemente sin agregar chocolates ni endulzantes y, ocasionalmente, podríamos ofrecerlos como parte de un batido o smoothie con fruta (porque la fruta será mejor ofrecerla entera).

- De igual forma, tanto si la familia prefiriese practicar una alimentación libre de lácteos como si el peque presentara alergia a la proteína de la leche de vaca (APLV), podría sustituirse por otros alimentos sin que ello impacte negativamente en el crecimiento, mas será recomendable que esta transición se haga de la mano de un dietista-nutricionista que pueda orientar a la familia acerca de cómo llevarla a cabo adecuadamente.

Leche de cabra u oveja:

- Los lácteos de cabra o de oveja (leche, yogur o queso) podrán ser buenas opciones también como parte de una dieta completa.

- La leche de cabra ha sido considerada menos alergénica si se compara con la leche de vaca, por lo que algunos niños con APLV podrían tolerar la leche de cabra; no obstante, esta alternativa deberá probarse bajo estricta vigilancia médica, puesto que en muchos otros casos podrá desencadenar una respuesta similar a la de los lácteos de vaca[9].
- Además, presenta menor contenido de lactosa (pudiendo ser mejor opción en caso de intolerancia).

Bebida o yogur de soja:

- La bebida de soja ofrece el perfil más completo entre las alternativas que se encuentran en el mercado, aunque su aporte de nutrientes será distinto al de los lácteos de vaca o cabra (menor proporción de grasas, menor aporte de calcio según si está o no enriquecida...).
- Podrán ser de ayuda para cubrir necesidades de calcio en niños que no tomen lácteos de vaca, pero, para esto, han de estar enriquecidos con calcio (y preferiblemente no contendrán azúcar ni endulzantes o contendrán la menor cantidad posible).*
- Existen muchos mitos en torno al consumo de soja, pero encontraremos que la Academia Americana de Nutrición[10] apoya su utilización en las distintas etapas de la vida y la Escuela de Salud Pública de Harvard[11] considera adecuado ofrecer un máximo de tres raciones al día de bebida de soja (o yogur de soja sin azúcar) en niños mayores de un año por lo que, al igual que en el

* El contenido aceptable de azúcares suele situarse entre 4-5 g/100 g.

caso de la leche de vaca, lo que se sugiere es no excederse.

- La bebida de soja (como parte de recetas) o el yogur de soja podrán ofrecerse desde los seis meses (al igual que con otros alimentos, se deberá descartar alergia o intolerancia), pero no han de desplazar ninguna toma de leche materna o fórmula infantil. Estos alimentos serán distintos en composición a la fórmula infantil a base de soja que sí podrá aportar los nutrientes necesarios para esta etapa.

Otras bebidas vegetales:

Pueden incluirse en la alimentación de nuestros peques (consuman o no leche de vaca, sean o no vegetarianos), pero es importante matizar que aunque podemos utilizarlas como sustitutos en algunas recetas, nutricionalmente hablando NO son equivalentes, son alimentos distintos, como comparar un vaso de leche con un vaso de zumo de naranja: ambos se podrán tomar como parte de la dieta, o no, pero no podremos sustituir un vaso de leche de vaca por un vaso de bebida de avena, sino que se sustituirá por una alimentación variada que puede incluir la bebida de avena pero que además se asegure de incorporar otros alimentos (legumbres, verduras, frutos secos…). Este matiz resulta importante.

Tendremos en cuenta lo siguiente:

- La bebida de arroz no se recomienda en niños menores de cinco años por su contenido de arsénico inorgánico. Después de esta edad podrá utilizarse como en el caso de los adultos.

- Las bebidas de avena, almendras, avellanas o semillas pueden ofrecerse a partir de los seis meses (ha de probarse prestando atención a la aparición de alergias, especialmente en las bebidas derivadas de frutos secos), pero únicamente como parte de preparaciones como gachas de avena o tortitas (para BLW), entre otras, debido a su sabor suave. Nunca han de ofrecerse como sustituto de una toma antes de los doce meses (ya que estaremos ofreciendo mayormente agua) para no desplazar la toma de leche materna o fórmula ni poner en riesgo el estado nutricional del bebé.
- En caso de ofrecerlas a niños vegetarianos, se recomienda que estén enriquecidas con calcio, por lo que en estos casos no resultaría aconsejable elaborarlas de modo artesanal salvo que se tenga en cuenta este dato para ofrecer calcio a través de otros alimentos.

Algunos consejos sobre lácteos y bebidas vegetales:

- Todas las opciones pueden combinarse o alternarse como parte de una dieta saludable.
- Las fórmulas infantiles suelen ser necesarias hasta los doce meses, cuando la mayoría de los niños estarán preparados para progresar a leche de vaca o el resto de las alternativas comentadas. Esta progresión podrá hacerse de forma gradual y en función de los gustos de cada peque. No es necesario ir con prisas y podremos terminarnos los botes de fórmula que tengamos en casa, simplemente a partir del año se podrán probar y, de resultarles agradables, iremos sustituyendo alguna toma por esta opción hasta quedarnos poco a poco con un máximo de dos-tres tomas al día.

- No se aconseja ofrecer «leches de crecimiento» o «fórmula infantil tipo 3 o 4», entre otras alternativas que contienen ingredientes poco recomendables (como azúcares añadidos).
- Si se ofrecen bebidas vegetales, es preferible la bebida de soja enriquecida con calcio, especialmente en los primeros años. El resto de las bebidas vegetales (con base de avena, almendras...) enriquecidas con calcio (sin azúcares añadidos) pueden ser utilizadas como complemento a una dieta completa o en combinación con la bebida de soja.

> También será importante destacar que a partir de los doce meses se habrá de retirar el uso del biberón para ofrecer los líquidos en vasito (que puede ser con o sin pajita). Esta acción suele ser progresiva y puede llevar algunas semanas, pero ha de ponerse en marcha en torno a esta edad, ya que prolongar su uso podrá traer consigo desventajas como la aparición de caries infantil, por ejemplo; por ello, la Academia Americana de Pediatría aconseja que se haya llevado a cabo antes de los dieciocho meses.

ALIMENTACIÓN SALUDABLE EN FAMILIA

¿Qué debería incluir un menú saludable para niños?

A pesar de que la alimentación puede variar notablemente de acuerdo con las costumbres y características particulares de cada familia, será recomendable ofrecer a diario estos grupos de alimentos para asegurar una dieta equilibrada:

1. FRUTAS, VERDURAS Y HORTALIZAS

- La base de la alimentación han de ser las frutas y las verduras y hortalizas por lo que en cada comida estos habrán de ocupar la mitad del plato.
- Practicar los lunes sin carne. Algunas ideas para lograrlo pueden ser: guiso de lentejas con verduras y hortalizas, tallarines salteados con verduras y hortalizas o arroz meloso con verduras y hortalizas, entre otras.
- Preferir alimentos locales y de temporada.
- Los mejores tentempiés serán las frutas frescas y las hortalizas como tomates cherri o palitos de zanahoria (que podrás acompañar con hummus o yogur natural).

2. CEREALES INTEGRALES Y SUS DERIVADOS, ALMIDONES Y TUBÉRCULOS

- Optar por cereales integrales en lugar de refinados para acompañar las comidas.
- En caso de consumir pan, asegurarse de elegir y ofrecer un buen pan integral.
- Alternar el uso de distintos cereales como arroz, maíz, trigo, mijo; con pseudocereales como la quinoa o tubérculos como las patatas o boniatos.
- Este grupo de alimentos ha de ocupar aproximadamente un cuarto del plato.

3. PROTEÍNAS (de origen animal y/o vegetal)

- Limitar las carnes rojas (una vez por semana en caso de consumirlas) y optar en su lugar por carnes blancas como pescados o aves.
- Incluir legumbres al menos unas tres-cuatro veces a la semana, aunque podrían añadirse más veces en comidas o en cenas para disfrutar de sus beneficios.
- No es necesario limitar los huevos, podrían incluirse a diario, pero también estaría bien alternarlos con otras fuentes de proteínas para disfrutar y ofrecer mayor variedad.
- Evitar las carnes procesadas cuando sea posible. Los fiambres, cuanto menos, mejor.
- Este grupo de alimentos ha de ocupar aproximadamente un cuarto del plato.

4. GRASAS

- Optar por el aceite de oliva virgen extra para cocinar los platos y aderezar las ensaladas.
- Incluir frutos secos crudos o tostados (preferiblemente sin sal y triturados o enteros según la edad del niño) en tentempiés o comidas para asegurar el aporte diario de grasas saludables. Esto también podrá lograrse utilizando alimentos como el aguacate o el pescado azul (dos-tres veces por semana).
- Limitar las frituras y utilizar otros métodos de cocción como al horno, a la plancha, salteados, etc.
- Evitar los productos procesados fritos u horneados a muy altas temperaturas.

+ AGUA

La bebida principal debería ser el agua. Evitar las bebidas azucaradas.

Existen herramientas como «El plato para comer saludable para niños» que sirven de guía a la hora de conocer los grupos de alimentos que debemos ofrecer diariamente a nuestros niños para lograr un equilibrio de nutrientes adecuado.

Así, tendremos que la mayor parte de los alimentos que nuestros niños consumirán deberían ser de origen vegetal (frutas, verduras y hortalizas, cereales, legumbres...). Las verduras y hortalizas las ofreceremos en cada comida principal en forma de ensaladas, cocidas, salteadas, en crema, etc., y las frutas podrán incluirse en las comidas principales y en almuerzos y meriendas acompañadas o no de cereales, dependiendo de las necesidades de cada niño.

En cuanto a las cantidades que deben ofrecerse de cada alimento, como se ha comentado previamente, estas podrán variar notablemente de un niño a otro y se aconseja confiar en sus señales de hambre y saciedad.

Si nuestros niños reciben una alimentación variada y equilibrada no habrá que incluir suplementos de vitaminas o minerales en su alimentación. Estos podrán solo ser necesarios si el niño sigue algún régimen de alimentación especial (vegetarianismo, dieta sin gluten ni caseína, etc.) o si ha recibido la indicación por parte de su pediatra.

¿EXISTEN DIFERENCIAS ENTRE EL MENÚ INFANTIL A PARTIR DEL AÑO Y EL MENÚ DE LOS ADULTOS?

No necesariamente. La familia completa podría compartir el mismo menú. En el caso de los niños, solo se recomendaría ofrecer siempre tentempiés por si les apeteciese comer en ese momento (los adultos podríamos obviarlas según nuestras necesidades o sensaciones) y apoyarse más en estrategias como el plato saludable para ofrecer alimentos de distintos grupos en cada comida, mientras que los adultos podríamos flexibilizar estas recomendaciones (por ejemplo, cenar verduras y hortalizas + proteínas como una ensalada con atún o tofu, mientras que de ofrecer un plato así a los niños, agregaríamos una porción de cereales como maíz, pasta, arroz o frutas como postre para enriquecer esa comida).

¿Cuántas comidas ofreceremos en esta etapa?

Aunque esto podría variar, en la mayoría de los casos se aconseja ofrecer cinco-seis comidas al día (que no quiere decir que las vayan a comer, pero sí que tendrán la opción de hacerlo), ya que, dependiendo de la edad, el estómago puede ser pequeño aún y no permitir volúmenes grandes de alimentos. Así, fraccionaremos las necesidades nutricionales del día en pequeñas comidas, con mayor frecuencia (en el caso de los adultos, sí que podríamos consumir volúmenes mayores y hacer menos comidas si lo considerásemos más adecuado).

Otros consejos para ofrecer un menú saludable y equilibrado

- Preparar comidas caseras y compartir la mesa: Aunque requiera planificación, los beneficios de ofrecer comida hecha en casa son muchos: utilizar ingredientes de calidad, incluir gran variedad de frutas y/o verduras y hortalizas, y evitar el exceso de azúcares, sal y grasas saturadas. (En los alimentos para lactantes y niños no se debe añadir azúcar, miel ni edulcorantes).

  Comer en casa también permitirá que se pueda compartir el tiempo de comida y aprovechar la ocasión para educar con el ejemplo.

- Involucrar a los peques en la compra y preparación de los alimentos y aprovechar estos momentos para hablarles sobre los beneficios de incluir más frutas, verduras y hortalizas en la dieta, de las técnicas de cocción, compartir información nutricional y aclarar dudas.

- Incluir frutas, verduras y hortalizas de temporada y, una vez en casa, organizarlas de manera que siempre estén al alcance de los niños (lavadas, cortadas…) y listas para disfrutarlas.

- Ofrecer «cinco al día»: puede lograrse si incluimos una porción de fruta en el desayuno y otras dos como tentempié (una en el almuerzo y una en la merienda) y añadimos dos porciones de verduras y hortalizas en las comidas del mediodía y de la cena.

- Cocinar más al vapor para minimizar la pérdida de nutrientes en la cocción de verduras y hortalizas, se recomienda cocer al vapor o hervir con una cantidad mínima de agua, así como procurar que la cocción sea rápida tapando el recipiente.

Aplicar estos consejos puede precisar de paciencia y tiempo, pero sin duda la recompensa lo vale.

PROTEÍNAS EN LA DIETA INFANTIL: NI MUCHO NI POCO

Las proteínas forman parte, junto a los hidratos de carbono y las grasas, de los macronutrientes esenciales que nuestro cuerpo necesita obtener de los alimentos para crecer, desarrollarse y mantenernos con vida.

Entre sus funciones encontraremos que son necesarias para la creación de nuevos tejidos, para la síntesis de hormonas como la insulina o la hormona de crecimiento, o de anticuerpos para defendernos de enfermedades, entre otros; que contribuyen al mantenimiento del pH de la sangre y que actúan como transportadores de oxígeno y otras sustancias.

¿En qué alimentos podemos encontrar proteínas?

- Alimentos de origen animal como huevos, leche de vaca y lácteos, carnes (ternera, cerdo, conejo, cordero, caza), aves (pollo, pavo, pato, codorniz), embutidos, pescados, mariscos y moluscos.
- Alimentos de origen vegetal como soja y sus derivados, legumbres (alubias, lentejas, garbanzos…), quinoa, cereales (maíz, arroz, trigo…), semillas y frutos secos (nueces, almendras, avellanas…), verduras y algas.

Debido a su importancia, entre otros factores, las proteínas se han vuelto protagonistas en la dieta familiar, por lo que suele oírse a los padres animando a sus hijos a que estos, por lo menos, se terminen los trozos de pollo o se coman la carne, aunque deje de lado las patatas o la ensalada. Por ello no habría de sorprendernos que el 95 % de los niños españoles menores de tres años tome cuatro veces más proteínas de las recomendadas, tal como han expuesto los investigadores del estudio ANSALMA.

Pero ¿qué pasa si consumen proteínas en exceso?

Algunas de las consecuencias que se han atribuido al consumo excesivo de proteínas (principalmente de origen animal) son las siguientes:

- Mayor riesgo de padecer sobrepeso, hipertensión arterial o diabetes, entre otros problemas cardiovasculares, del metabolismo o renales, ya que al superar la recomendación de proteínas animales también estaremos aportando mayor cantidad de calorías, grasas saturadas, colesterol y sodio.
- Adelanto de la pubertad.
- Desmineralización ósea (pérdida de calcio en los huesos) y mayor riesgo de formación de cálculos renales.
- Sobrecarga del riñón o del hígado en los primeros años de vida.

¿Significa esto que debemos dejar de ofrecer proteínas animales a nuestros niños?

Para nada. Significa que debemos comprender que **más no quiere decir mejor** y que debemos informarnos bien acerca de las necesidades de nuestros hijos para ofrecerles la cantidad de proteínas que requieren para crecer sanos y fuertes, ni menos ni más.

¿Cómo puedo saber cuánta cantidad de proteínas necesita mi peque?

Existen recomendaciones generales dirigidas a niños sanos que nos pueden orientar:

- Se sugiere mantener el aporte de entre 0,8 a 1-1,2 g/kg* de peso de cada niño.
- Las recomendaciones para niños de entre uno y dos años se suelen estimar en una o dos raciones al día de alimentos fuente de proteína (30-60 g aproximados de pescado, carnes, tofu, queso, entre otros). También encontraremos que, a partir del año y hasta aproximadamente los tres años, se recomienda un consumo de 40-50 g/día de carne o pollo, o 60-70 g/día de pescado, o bien una unidad mediana-grande/día de huevo.
- En el caso de niños entre dos y seis años se recomiendan dos o tres raciones/día (unos 60-90 g de alimentos fuente de proteína).
- Entre los seis años hasta el inicio de la pubertad se recomiendan tres o cuatro raciones/día (90-120 g de alimentos fuente de proteína).

Las cantidades se aumentarán progresivamente a medida que los niños crezcan, pero en lugar de pesar cada alimento proteico que se le dé al niño se aconseja apoyarse en el método del plato para ofrecer un cuarto de plato con alimentos proteicos.

Esta cantidad se refiere al consumo de todo el día (se suele expresar en crudo, al cocinarse puede variar), por lo

* De acuerdo con la fuente consultada (OMS-FDA).

que podríamos ofrecerla en una comida y en la otra priorizar la oferta de alimentos de origen vegetal, o fraccionarla en ambas comidas utilizando recetas en las que tenga menor protagonismo (como un wok con verduras y hortalizas, arroz y pollo o una sopa de fideos, verduras, hortalizas y huevo).

Veremos estos valores mediante un ejemplo, para proporcionar a un niño de dos años dos raciones al día (60 g) podríamos darle en el desayuno un vaso de leche (7-8 g de proteínas) + una cucharada de queso fresco o ricota (15 g) en unas tostadas con fruta; en la comida podría tomar una cucharada de pescado (15 g), acompañada de arroz y verduras (que aportan también proteínas, aunque en menor proporción), y por la noche, con una cucharada de pollo (15 g) ya lograría cubrir esta cantidad. O si en la comida come dos cucharadas de pescado, ya habría tomado lo que necesita, por lo que por la noche podríamos ofrecer pasta con verduras y hortalizas y ensalada. Si en la merienda o en la cena toma un yogur u otro vaso de leche habría que restar esos 8 g de proteínas de alguna de las otras comidas.

Pero ¿es necesario hacer todos estos números?

No, en ningún caso es lo que se pretende. Como mamá y nutricionista, ni practico esta estrategia ni aconsejaría practicarla ni calcular gramajes de ningún alimento en niños sanos porque, finalmente, el niño comerá la cantidad que su cuerpo le indique.

Entonces ¿qué podemos hacer para no excedernos?

- Intentar no ofrecer proteínas de origen animal en las tres comidas principales del niño: si en el desayuno toma queso, en la comida carne y en la cena pollo, intenta ofrecer en el desayuno tostadas con tomate y aceite de oliva, en la comida carne o pollo o pescado y en la cena lentejas o pasta.
- Practicar el lunes sin carne y preparar al menos un día a la semana un plato sin proteínas de origen animal, como pasta con salsa de tomate o garbanzos con verduritas.
- Evitar ofrecer proteínas animales en las meriendas. Dar prioridad, en este sentido, a frutas, verduras y hortalizas como palitos de zanahoria o apio que podemos acompañar con hummus, tomates cherri o cubitos de pepino, entre otros.
- No ofrecer más de dos raciones de lácteos (incluido el yogur): con un vaso de leche + un yogur al día tendría más que suficiente.
- Limitar las carnes procesadas (salchichas, beicon, jamón, pechuga de pavo u otros embutidos) para ocasiones especiales en lugar de consumirlas a diario.
- Animarlos a tomar más frutas, verduras y hortalizas.

Si aun siguiendo estos consejos quisieras conocer las cantidades de proteínas que necesitan tus hijos y cómo ofrecerlas en un menú equilibrado, no dudes consultar con un dietista-nutricionista, quien te ayudará a lograrlo y a instaurar buenos hábitos alimentarios para que tus niños crezcan saludables.

ALIMENTOS QUE LIMITAR O EVITAR EN LOS PRIMEROS AÑOS Y EN LA DIETA FAMILIAR

Aunque tras los doce meses se flexibilizan algunas recomendaciones, todavía hay ciertas alertas sanitarias en relación con el consumo de algunos alimentos o productos que debemos tomar en cuenta. Algunas de estas alertas, como las referidas a la oferta de espinacas o acelgas, se mantendrán hasta los tres años; otras como las asociadas a las bebidas de arroz o tortitas de arroz, hasta los cinco años, y algunas otras, como las relacionadas con las carnes procesadas, se mantendrán hasta la vida adulta.

Los alimentos que se aconseja evitar son los siguientes:

- Azucares o endulzantes: debido a que su exceso está vinculado a múltiples problemas de salud, como diabetes tipo 2 o enfermedades cardiovasculares, entre otras. La OMS recomienda[12], tanto en adultos como en niños, reducir la ingesta de azúcares libres a menos del 10 % de la ingesta total de energía. Además de esto, puede alterar la percepción de sabores a nivel del paladar y dificultar la aceptación de alimentos como frutas, verduras y hortalizas, por lo que será mejor recurrir a otras estrategias como utilizar frutas, canela o vainilla, entre otras, para evitar el uso de endulzantes. También a medida que los niños crecen, veremos que se suele aconsejar la puesta en marcha de estrategias como «no ofrecer, no negar» respecto al consumo de dulces de manera ocasional para evitar que desarrollen mayor interés por estos y aprovechar la oportunidad para enseñarles que pueden disfrutarlos con moderación.

- Sal: podría utilizarse una pizca de sal yodada en las comidas a partir de los doce meses, aunque la OMS recomienda[13] evitarla hasta los dos años (se podrá valorar en función de las necesidades de cada familia). Una vez superados los veinticuatro meses, la cantidad de sodio deberá adecuarse a la dieta del niño, asegurando que sea menor a 2 g/día (5 g/día de sal es la cantidad máxima recomendada para los adultos).
- Ha de tenerse en cuenta que la mayor parte de la ingesta diaria de sal, hasta un 80 %, proviene de los productos envasados y precocinados.
- La sal que se tome en casa ha de ser yodada y podrá combinarse con el uso de especias para realzar el sabor de los alimentos y reducir así su consumo.
- Grasas trans: este tipo de grasa, considerada nociva para nuestra salud, se encuentra en los productos de bollería, algunas margarinas, galletas, snacks y frituras, por lo que se aconseja reducir su consumo a través de estos alimentos para dejar paso al AOVE (aceite de oliva virgen extra), los frutos secos en crema o tostados o las semillas, entre otras grasas de mejor perfil nutricional.
- Carnes procesadas: debido a su presencia de sal y su relación con la aparición de cáncer colorrectal.
- Ultraprocesados: que son aquellos alimentos que han pasado por diversos procesos industriales y se elaboran parcial o totalmente a partir de almidones, grasas hidrogenadas o trans, azúcares añadidos, almidones modificados y otros compuestos. A menudo tienen listas largas de ingredientes, incluidos conservantes, edulcorantes o potenciadores del sabor y del color. Cada vez más estudios independientes ven una relación entre alimentos ultraprocesados y efectos negativos en la salud.

- Bebidas azucaradas (incluyendo los zumos de frutas, bebidas deportivas o energéticas, entre otras): pese a que muchas personas piensan que los zumos son equivalentes a la fruta fresca, lo cierto es que sus efectos metabólicos no son iguales o equiparables, por lo que solo los primeros se asocian a distintos problemas de salud como la diabetes tipo 2 o la formación de caries dental, un problema que podrá afectar por igual a niños y adultos. Los refrescos light, Zero o sin azúcar, cuyo sabor dulce proviene de edulcorantes bajos en calorías, además de ser ricos en sodio o fósforo (poco recomendables para la salud ósea) podrían generar preferencia por alimentos muy dulces, algo que empeorará la calidad de su patrón de alimentación.

- Las bebidas energéticas estarán desaconsejadas, además, por su aporte de cafeína, entre otros compuestos poco recomendables.

- Hasta los diez años se deben evitar los pescados con alto contenido de mercurio[14] como el tiburón, emperador, lucio, atún rojo (el que suele utilizarse para el sushi, tartar u otros platos similares, mas no el atún blanco ni el bonito, que se pueden comer enlatados). Entre los diez y catorce años podrán ofrecerse, pero tomando como máximo 120 g/semana y a partir de esta edad, la Agencia Española de Seguridad Alimentaria y Nutrición recomienda un consumo de tres-cuatro raciones de pescado por semana, procurando variar las especies entre pescados blancos y azules.

- Hasta los cinco años deben evitarse los alimentos con alto contenido de arsénico[15], como la bebida de arroz o las tortitas de arroz, y a partir de esta edad podrían incluirse en la dieta, prestando atención al resto de las recomendaciones para reducir el aporte de arsénico inorgánico de los alimentos. Entre ellas tendremos que para reducir el contenido de arsénico en productos como el arroz se podrá remojar desde la noche anterior en una proporción de cinco partes de agua por una del cereal, lo que rebaja la cantidad de arsénico en un 80 %, mucho más que el método más común de usar dos partes de agua por una de arroz y dejar que el arroz absorba toda el agua. Lavar el arroz y cocinarlo en la proporción 5:1 sin remojarlo antes también reduce los niveles de arsénico, pero no tanto como cuando lo remojamos.

- Hasta los tres años se evitarán las borrajas y se limitarán las acelgas y espinacas a un máximo de media ración por día (45 g/día).

Pese a que la lista parece larga, serán muchos más los alimentos que podremos ofrecer y disfrutar juntos, teniendo en cuenta que podrán formar parte de nuestra dieta todas las frutas y el resto de las verduras y hortalizas de temporada, todos los cereales y derivados, almidones, legumbres, soja y derivados, frutos secos y semillas, huevos, lácteos, carnes o aves, el resto de los pescados y mariscos, entre muchos más, y que, además, podremos convertir en un sinfín de preparaciones.

IMPORTANCIA DEL AMBIENTE A LA HORA DE COMER

Más allá de todos los aspectos nutricionales que tenemos en cuenta a la hora de elaborar un menú para la familia, el ambiente en el cual se ofrece dicho menú y los mensajes que se transmiten en torno a la mesa serán también muy relevantes, por ello en el capítulo 5 veremos con más detenimiento este tema.

Para despedir este apartado, quisiera recordar que comer debe ser un placer y que como madres y padres tendremos la oportunidad de crear buenos hábitos alimentarios desde el inicio de la vida, así que aprovechemos el momento para ofrecer toda la variedad de alimentos que tengamos a nuestro alcance y acompañemos a nuestros hijos mientras los descubren, proporcionándoles un ambiente adecuado a las horas de las comidas y disfrutando sin presiones ni ansiedad de la experiencia de compartir en torno a los alimentos que comemos juntos.

4

La desconcertante «adolescencia»

A partir del año, como ya hemos comentado, comenzarán a ocurrir algunos cambios que podrán influir en el apetito y, por consiguiente, en la alimentación del niño. Estos cambios podrán hacerse más evidentes en torno a los dieciocho meses o en el segundo cumpleaños, aunque cada niño podrá ir madurando a un ritmo distinto y no todos ellos mostrarán cambios tan llamativos con respecto a su apetito o sus preferencias alimentarias; en cualquier caso, será recomendable saber qué podría esperarse de esta etapa, de modo que si nos encontrásemos ante una nueva situación contemos con más herramientas para gestionarla.

En inglés existe el término *toddler* para referirse a la etapa entre uno y tres años debido a que estas edades comparten ciertas características que nos pueden ayudar a comprender lo que va ocurriendo en distintas áreas, entre ellas la de la alimentación, cuando la comunicación no suele ser aún tan efectiva. En español la expresión equivalente sería «primera infancia», aunque esta suele referirse a niños desde el nacimiento. Con el propósito de revisar esas características comunes nos centraremos exclusivamente en el periodo entre doce y treinta y seis meses.

CARACTERÍSTICAS COMUNES DE LA PRIMERA INFANCIA (DOCE-TREINTA Y SEIS MESES)

Los niños en esta etapa están aprendiendo a desenvolverse en el mundo que les rodea, del que progresivamente van comprendiendo un poco más; su comunicación aún no es del todo efectiva y tienen muy poco control sobre lo que ocurre en su día a día. No obstante, pronto son conscientes de que una de las áreas en donde podrán tenerlo será justamente en la alimentación. Esto resultará muy positivo, dado que solo nosotros seremos capaces de escuchar lo que nuestro cuerpo nos comunica (si tenemos hambre, cuánta tenemos o qué alimentos nos apetecen más, entre otros); así, si tenemos acceso a los alimentos, podremos satisfacer estas necesidades. Sin embargo, ya sea por las expectativas que solemos crearnos como padres, por la presión del entorno o por muchos otros motivos, en no pocas ocasiones la alimentación de los pequeños puede resultar inquietante y generar frustración y ansiedad.

Para reducir las expectativas que se tienen en cuanto a cómo deben comer los niños en esta etapa, tal vez ayude saber que la mayoría de ellos presentan un patrón de alimentación muy fluctuante, «errático e impredecible»[1] y suelen expresar su creciente independencia por medio de las elecciones alimentarias que van realizando, algo tan sencillo como que si ven o huelen o tocan algo que no les gusta, podrán decidir no comerlo.

Entre las actitudes comunes relacionadas con la alimentación en la primera infancia destacan:

- Solo querer comer un determinado alimento o preparación o un grupo reducido de preparaciones. Ello no implica que sean lo único que les ofreceremos, pero podremos tomarlo en cuenta para proporcionárselo junto a otros alimentos que queramos mantener en el menú. Así, por ejemplo, si solo quiere comer yogur, podremos ofrecer progresivamente el yogur con copos de avena o fruta cortada. Algunos niños aceptarán estas modificaciones más fácilmente y se ampliará el abanico de alimentos que aceptan en su menú diario, mientras que otros podrán rechazarlas, lo que nos llevará a la búsqueda de otras estrategias acordes a las necesidades de cada niño.
- Rechazar o necesitar tiempo para aceptar alimentos nuevos (también conocido como neofobia alimentaria) o que llevan algún tiempo sin comer.
- Comer porciones pequeñas a lo largo del día o comer más en el almuerzo o comida o merienda y menos en desayunos o cenas.
- Ser crítico sobre las características de determinados alimentos (por su color, olor, sabor…). Ello puede hacer que sean más selectivos y atraviesen etapas en las que, por ejemplo, prefieran alimentos sencillos de masticar y de colores neutros (blanco o beige: lácteos, panes, pasta, arroz) o no quieran que una comida se toque con otra, etc.[2]

- No querer sentarse a la mesa o sentarse y levantarse frecuentemente.
- Querer jugar con la comida o tirarla al suelo.

Y estas son algunas de las razones detrás de estos comportamientos:

- En esta etapa el crecimiento reduce su velocidad y nunca volverán a crecer tan rápido como lo han hecho hasta su primer año de vida. Este descenso determina también que el apetito comience a fluctuar en función de los momentos en los que se vayan encontrando (si está a punto de producirse un estirón, están en un periodo de mucha actividad o están en un momento más estable, por ejemplo).
- Sus estómagos aún son pequeños, por lo que no suelen comer grandes porciones todavía y pueden preferir ir comiendo poco a poco (puede dar la sensación de que van picoteando a lo largo del día) o comer más en alguna comida y menos en el resto.
- También pueden estar recibiendo la energía y nutrientes que necesitan de snacks y bocados durante el día de los que podríamos no tener constancia. En algunas ocasiones, toman lácteos a lo largo del día, ya sea en desayuno o merienda, que no se suelen contar como una «comida» y son capaces de cubrir gran parte de las necesidades de esta etapa, o van tomando diferentes alimentos a lo largo de la tarde y llegan sin hambre a la cena.
- Suelen estar muy interesados en el mundo que los rodea y acostumbran a prestar menor atención a las comidas y al momento de hacerlas; además, suelen preferir jugar,

correr y seguir explorando en lugar de tomarse el tiempo para alimentarse. Si se acercan a comer, pueden querer levantarse para retomar lo que estaban haciendo o lo que les parece más interesante.

- Pueden utilizar la comida como una vía para expresar su independencia, tanto en sus preferencias como si deciden comer o no. Además, si no lo han hecho ya, aprenden a alimentarse por sí mismos, controlando así el ritmo al que van comiendo.
- Suelen abrazar las rutinas y lo familiar o predecible y esto se extrapola al campo de la alimentación, en donde se suelen sentir más a gusto cuando se les ofrecen alimentos conocidos y pueden anticipar cómo será la experiencia de comerlos.
- Acostumbran a ser más susceptibles a cambios (la llegada de un hermano, el inicio del colegio, una mudanza, entre otros), que podrán interferir con su estado anímico y su apetito.
- La dentición aún puede estar teniendo lugar y hacer que pasen por días de menor apetito o prefieran determinados alimentos que les resulten menos molestos.
- Suelen seguir explorando todo lo que tienen a mano (por ejemplo, «Este alimento se transforma si lo aplasto con mi mano y sale entre mis dedos») o descubriendo la causa-efecto (por ejemplo, «Si lanzo este alimento o cubierto o líquido, mis padres dejan lo que hacen para venir a recogerlo»).

Otra razón que podría explicar la aparición de estas conductas podría ser la presencia de lo que se conoce como «neofobia alimentaria» que se refiere al comportamiento alimentario que se manifiesta durante la infancia a través de una fuerte resistencia a probar alimentos nuevos, desconocidos o poco familiares. La neofobia tiende a disminuir con el tiempo, a partir de la exposición repetida a los alimentos y en la medida que se van familiarizando con ellos. A pesar de la confusión o desconcierto que pueden producir estas conductas en muchos padres y madres, comprender que son comportamientos comunes en esta etapa y que no se trata de que algo no vaya bien sino, por el contrario: hay cosas que están cambiando en la vida del niño y cada vez más nos va mostrando sus preferencias, motivaciones y lo que va aprendiendo.

Hay que en cuenta que el apetito en esta etapa generalmente será impredecible y podrá parecer errático, podría prepararnos para vivir el día a día con mayor flexibilidad y poner el foco en nuestras responsabilidades (las veremos más adelante en este capítulo) para sentir mayor tranquilidad.

¿QUÉ PODRÍAMOS HACER COMO PADRES PARA ACOMPAÑAR A NUESTROS NIÑOS EN ESTA ETAPA DE FORMA POSITIVA?

El *Manual de nutrición pediátrica* de la Academia Americana de Pediatría[3] advierte que la estrategia más habitualmente utilizada para «animar» a los niños a comer es el soborno, una estrategia educativa nada recomendable. Es bien sabido que tanto esto como las, desafortunadamente, también comunes actitudes de insistir o forzar a los niños para que coman podrán alterar los procesos innatos de hambre-saciedad, lo que a la larga podrá derivar en un consumo habitualmente superior a sus necesidades.

Para evitar estas situaciones, a continuación encontrarás algunos consejos que podrán ayudar a acompañar respetuosamente a nuestros niños, aunque puede que no todos se amolden a tu situación o la de tu familia. Según mi experiencia, será a través del camino como podrás ir encontrando las estrategias que mejor funcionen en torno a vuestra mesa. De igual forma, los señalo para que puedan servir de punto de partida o como ideas que probar.

Así, podríamos:

- Ofrecer porciones adecuadas (preferiblemente comenzar ofreciendo porciones pequeñas y dar oportunidad de repetir) y combinar distintos colores o texturas en el plato. Usualmente los padres tienden a sobrestimar las cantidades de alimentos que ofrecen y esto puede resultar abrumador para el niño, especialmente si se trata de nuevos platos o alimentos que no sean sus preferidos.
- Mantener la oferta de alimentos a pesar de que, por ahora, no parezcan gustarles. En muchas ocasiones, tras la negativa a probar o comer un determinado alimento, se deja de ofrecer en el menú porque «no se lo va a comer». No obstante, dado que los gustos cambian de manera constante, mantenerlo en la mesa (es mejor idea que servirlo directamente en su plato) podrá dar pie a que el día menos pensado se animen a probarlo. Si lo ofrecemos, existirá la posibilidad de que esto ocurra, pero si dejamos de ofrecerlo tendremos la seguridad de que no pasará. En este sentido, diversos estudios afirman que podremos necesitar hasta quince exposiciones distintas antes de incluir un alimento en la lista de «rechazos».

- Compartir la mesa y comer los mismos platos, de modo que los alimentos ofrecidos generen confianza en los niños. Esto irá de la mano con el siguiente punto.
- Dar el ejemplo, no solo en cuanto a comer aquellos alimentos que nos gustaría que formasen parte de su menú, sino también cuidando los mensajes que damos en torno a los alimentos en general.
- Incluir las comidas favoritas junto a nuevos alimentos para hacer el menú más atractivo.
- Permitir que los niños se alimenten por sí mismos, lo que les podrá resultar más motivador y les permitirá seguir aprendiendo acerca del uso de cubiertos y demás. Por otro lado, los niños suelen aprender más y mejor cuando se divierten y experimentan por ellos mismos; así, podrá ser positivo dejarles tocar los alimentos con los dedos, hacer sus propias combinaciones de sabores, utilizar condimentos o alguna crema que acompañe (como hummus o guacamole), entre otras opciones.
- Observar y escuchar a tu peque, lo que dice a través de sus acciones y gestos. Saber reconocer las señales de hambre y saciedad puede ser útil para evitar batallas en la mesa. Si el niño está satisfecho o simplemente no tiene hambre, podrá retirarse de la mesa y se ofrecerá otra comida más tarde (en la merienda o cena).
- Aceptar las preferencias acerca de las comidas. Como hemos visto, la alimentación podrá ser errática, por lo que el niño puede preferir alimentos con determinadas características (de algún color o textura concreta) durante varios días o querer comer la misma preparación durante una semana y luego no la quiera más o no muestre ningún patrón concreto. En cualquier caso, saber que

se trata de un comportamiento normal podrá hacerlo más llevadero. Recordar poner el foco en lo que está bajo nuestro control: ofrecer alimentos saludables y variados y hacer de las comidas un momento agradable.

- Ofrecer alimentos saludables en cada comida. Las comidas pueden ser simples y no es necesario complicarse demasiado en la cocina. Esto, como muchas otras cosas, podrá ser una decisión de cada familia, puesto que de seguro habrá quienes disfruten preparando recetas y platos muy variados. Si este no es tu caso o no tienes el tiempo para dedicar a esta área, no te angusties por ello, dado que es posible alimentar saludablemente, de forma variada y completa a tus peques ofreciendo preparaciones sencillas en comidas y meriendas o tentempiés (veremos ejemplos más adelante y en el capítulo 6).

- Crear un ambiente positivo, compartiendo la mesa y mostrando lo mucho que disfrutamos comiendo juntos los platos que hemos preparado previamente (sería genial que participara en dicha preparación). El tiempo de comida estimado sería de entre quince y treinta minutos en función del ritmo de cada peque.

- Apagar la televisión, la tableta o los distractores en las horas de comidas para centrarnos en las preparaciones que tenemos delante y en compartir ese rato en familia. La alimentación consciente de la que tanto se habla en la actualidad comienza desde niños y se refiere a llevar la atención plena a nuestra alimentación, los alimentos que elegimos y comemos, lo que no podrá llevarse a cabo ante la presencia de dispositivos que nos distraen y no nos dejan enfocarnos en lo que está ocurriendo.

- Valorar la ingesta semanal o incluso quincenal en lugar de diaria. Como el apetito suele fluctuar a lo largo de los días puede que pasen uno o dos días comiendo menos y luego al tercero coman con más frecuencia o porciones un poco mayores. Hacer balance semanal podrá ser más recomendable para valorar la aceptación de comidas y la ingesta en general (en caso de que se quiera, ya que no sería necesario si el niño crece bien, se desarrolla correctamente, es activo y muestra un buen estado general).
- Dejarse llevar, intentar no preocuparse. Usualmente estas etapas de rechazo de alimentos o conductas selectivas están limitadas en el tiempo y no suelen interferir con el crecimiento o desarrollo. Por esta razón deberán tenerse solo en cuenta las situaciones que requerirán de apoyo (por si llegasen a ocurrir), pero no conviene anticiparse si todo está bien en el momento actual.
- No tomárselo como algo personal. El que rechacen algunos alimentos o comidas puede ser difícil de aceptar para muchas familias, especialmente después de invertir tiempo en buscar alternativas o platos atractivos. Cabe señalar, en este sentido, que el hecho de que se resistan a ellos no será un reflejo de que rechace tus intentos o tus habilidades culinarias, sino que lo que reflejan son sus propias necesidades de comer en ese momento o esperar a otro u otras cosas.
- Tomarse un descanso y retomar con algo distinto. Si alguna comida está siendo rechazada de forma constante, puede ser útil retirarla del menú algunos días y sustituirla por algo similar (por ejemplo, en lugar de queso ofrecer yogur o en lugar de una fruta ofrecer

otra). Cuando se vuelva a ofrecer, podrá hacerse de un modo distinto (frío en vez de caliente, en cena en vez de en desayuno, al horno en vez de a la plancha, etc.).

Ser pacientes será fundamental para transitar esta etapa. Podrá haber días más sencillos y otros más complejos, pero hay que recordar que suele tratarse de una etapa que también pasará. En caso de sentirse superado, existen grupos de apoyo a la crianza que abordan estos temas y también puede resultar tranquilizador conversar al respecto con el equipo de salud (psicólogo, pediatra, dietista-nutricionista).

Una de las premisas de mayor utilidad en mi experiencia como nutricionista puede ser el conocer la división de responsabilidades que promueven tanto la Academia Americana de Pediatría como la Agencia de Salud Pública de la Generalitat de Catalunya y el Ellyn Satter Institute (seguro que muchos más), que permite dividir claramente nuestras responsabilidades como padres de las responsabilidades que recaerán directamente en el niño, independientemente de su edad. Muchos de los problemas relacionados con las conductas alimentarias podrían prevenirse o subsanarse tan solo teniendo en cuenta esto y evitando que las familias, con la mejor intención, se atribuyan responsabilidades que no les correspondan (como la cantidad de comida que han de comer sus hijos). Estas son dichas responsabilidades:[4, 5]

RESPONSABILIDADES DE LOS PADRES	RESPONSABILIDADES DE LOS NIÑOS
El padre o madre es responsable del QUÉ, CUÁNDO y del DÓNDE.	El niño es responsable del CUÁNTO y SI ACASO.
• Qué alimentos se ofrecerán en cada comida y a lo largo del día. También elegirán la forma de preparar dichos alimentos y de presentarlos, así como la ración ofrecida, que debe estar adaptada a la edad y a la sensación de hambre y saciedad expresada por el niño. • Cuándo ofrecerlos, de acuerdo con la rutina que se establezca, manteniendo una oferta regular de comidas, meriendas o tentempiés. • Dónde se ofrecen estos alimentos (en casa y en la mesa, en el parque...).	• Cuánto comerán de la comida que se ofrece en función de sus necesidades y su sensación de hambre y saciedad. • Si acaso, prueban los alimentos ofrecidos o prefieren no hacerlo en ese momento. También habrán de: • Participar, en la medida de lo posible, en la selección de los alimentos saludables que se ofrecen en las comidas o que formarán parte de los menús que el niño comerá. • Contribuir a generar un ambiente armonioso, tranquilo y relajado.
Además, serán responsables de: • Promover un buen ambiente a la hora de comer, en familia o en compañía de adultos, ofreciendo un modelo que asegure la adquisición de hábitos saludables. • Dejar que los niños crezcan para tener los cuerpos adecuados para ellos.	

- Comparar lo que comen los niños: algunos comen cantidades mayores y más variedad mientras que otros prefieren porciones más pequeñas y menor variedad. También puede que su genética sea distinta, que sean más o menos activos, entre muchas otras variables. Con independencia de cuáles sean estas, los pequeños pueden crecer y desarrollarse adecuadamente, por lo que cada niño deberá valorarse de manera individual.
- Presionarles para que prueben o coman determinados alimentos. Diversos estudios sugieren que estrategias como hablar sobre los beneficios de ciertos alimentos (por ejemplo, «El brócoli es muy bueno y saludable, te hará fuerte») no suelen tener éxito e incluso podrían hacer que el niño asocie estos alimentos a un peor sabor y los rechacen aún más. Esto no ocurrirá en todos los casos ni con todos los niños, de ahí la importancia de saber qué estrategias utilizar en cada familia. No obstante, ha de tenerse en cuenta para que, en caso de comentar beneficios o características de algún alimento, se haga de forma relajada, sin que el niño sienta que están intentando «venderle» el alimento y presionándolo para que lo coman.
- Animar al niño a terminarse todo lo servido en el plato o premiarlo cuando esto ocurre.
- Esperar que coman en cada comida que se ofrece. Puede que en alguna comida no tengan apetito, como podría ocurrir con los adultos, y escuchar a sus cuerpos a este respecto será importante también.
- Mendigar bocados o convertir dónde se come en una mesa de negociación de principio a fin. Estrategias

como negociar que si prueban o comen algún alimento en concreto luego recibirán un premio (postre, otro alimento...) tampoco se asocia al establecimiento de buenos hábitos y puede crear jerarquías de alimentos. Así, algunos alimentos son más valorados que otros al ser considerados como recompensas (postres, ultraprocesados...) y otros pueden ser considerados como una obligación o castigo (generalmente carnes, pescados o verduras) y, por ende, rechazados con más facilidad en el futuro, logrando el efecto contrario al que buscamos.

- Obligar, castigar, reñir o juzgar al niño por no comer o por sus elecciones alimentarias.
- Caer en la trampa de galletas, helados, zumos y otros productos poco recomendables. Estos tendrán cabida de forma ocasional e incluso existen estrategias que veremos más adelante que nos invitan a ofrecer pequeñas cantidades en el día a día para promover una mejor relación con la comida y evitar que se asocien a restricciones o a prohibiciones. Esto, sin embargo, no debe confundirse con la oferta constante de este tipo de productos con el propósito de que «al menos coman algo» o la constatación de que «eso sí se lo comen todo», puesto que por sus propias características (umbral del sabor intenso, textura deseable...) no reflejarán necesariamente el apetito del niño (que aun sin hambre los podrá comer) y podrán dificultar aún más la oferta de alimentos saludables (ya sea porque están satisfechos tras comer este tipo de opciones como porque suele ser difícil replicar sus características en alimentos como frutas o verduras).
- Ofrecer solo los platos que le gustan, ya que esto podrá crear un patrón monótono que podría asociarse al mantenimiento de conductas selectivas. Se podría tomar el

plato que más le guste como base (por ejemplo, pasta) y variar las preparaciones o acompañarlo de otros alimentos menos atractivos para el pequeño (servir junto a tres guisantes, que conviene que no se toquen con la pasta) o repetir ese plato a lo largo de la semana, pero intercalándolo con otras opciones para mantener algo de variedad y la oferta de otros alimentos y texturas.

- Distraerlo para que coma. Como hemos visto, esto podrá lograr que lo haga sin apetito, pero, pese a brindarnos la tranquilidad de saber que tienen «algo en el estómago», no respetará sus señales de hambre o saciedad.

En el título de este apartado se lee «siempre que podamos evitarlo» porque quisiera recordar que como seres humanos somos imperfectos. De ahí que, aunque nuestra intención pueda ser querer hacerlo lo mejor posible, cada día nos enfrentamos a distintos retos y nos afectan distintas variables (si dormimos mejor o peor, si tenemos mucha carga mental o trabajo acumulado, entre muchos otros aspectos), por lo que puede que ese día nos gane el cansancio o las circunstancias, lo cual no tendría por qué tener mayor impacto sobre los hábitos que estamos construyendo. Después de todo, un día es un día y debemos librarnos de las culpas que muchas veces surgen a raíz del cuidado o la alimentación para, con nuestros objetivos en mente, seguirlo intentando al día siguiente. La alimentación infantil se construye día a día por semanas, meses y años, de modo que si un día llegamos muy cansados y pedimos una pizza o cenamos viendo una película, no estaremos dejando de lado lo que hemos construido ni sentando un mal precedente (teniendo en cuenta que es un comportamiento ocasional); es más: puede que incluso nos traiga recuerdos gratificantes en el futuro o enseñe a los pequeños sobre flexibilidad.

De todo ello se desprende que, más que un listado de «todo lo que debes hacer», es importante que cuentes con opciones para esos momentos en los que puedes pensar «No entiendo qué pasa. ¿Qué podré hacer?». Es conveniente empezar por aquí y, si aun así sientes que necesitas más recursos, recuerda que hay lugares que te permitirán encontrar un mayor apoyo.

Estamos cambiando la manera de alimentar a nuestros niños tras años de hacerlo de forma similar (triturados, presión para comer, premios, castigos...) y esto no es una tarea nada sencilla. Recordemos nuestro objetivo de que crezcan escuchando a sus cuerpos y cultivando una buena relación con la comida, veamos el cuadro general y disfrutemos más del camino.

¿CUÁNDO SERÍA PREOCUPANTE EL HECHO DE QUE NO QUIERAN COMER?

La inapetencia infantil suele ser una de las causas más frecuentes por la que las familias acuden a la consulta. Vamos a revisar a continuación de qué se trata, por qué ocurre y cómo podemos manejarla.

A pesar de que acostumbra a decirse «Mi niño no tiene apetito» de la misma manera que «Mi niño no tiene hambre», el apetito y el hambre pueden referirse a situaciones distintas. El hambre es una necesidad fisiológica vital, indispensable para nutrir nuestro cuerpo. El apetito, en cambio, es la sensación de querer comer en la que interviene la forma de presentación de los alimentos, su olor, sabor y el contexto social en el que se encuentre la persona, lo que puede estimular o no la mente para fomentar la necesidad de comer, incluso aunque esté satisfecha.

Una de las principales acciones que llevará a cabo será la de asegurarse de que la inapetencia es real en lugar de una apreciación. En ocasiones se ofrecen porciones grandes de comida que pueden crear la falsa sensación de que comen muy poco; en estos casos será preferible ofrecer porciones adecuadas a su edad (muchas veces muy distintas a las porciones de los adultos) y dejar la opción de repetir si aún tienen hambre. En caso de duda acerca de las cantidades a ofrecer, una consulta con el nutricionista puede ser útil para reconocer las cantidades que el niño puede necesitar (aunque ellos suelen ser los mejores jueces en este sentido) y para ayudar a que vivamos todo el proceso con menos angustia.

Puede que en ocasiones también pasen por etapas conocidas como *«food strikes»* que podrían traducirse como «huelgas de alimentación». Estos episodios suelen ser transitorios y resolverse sin mayor intervención. Sin embargo, de mantenerse en el tiempo, sería recomendable comentarlo con el pediatra para que valore que no tenga un mayor impacto en el crecimiento y desarrollo.

En cualquiera de estos casos se ha de tener presente que nunca debemos obligar al niño a comer ni reprocharle la falta de apetito, así como evitar ofrecer premios o castigos si el niño come o deja de comer (así como el resto de los consejos que hemos visto previamente sobre qué no hacer ante los cambios de apetito o conductas alimentarias). Estas estrategias podrán favorecer la aparición de trastornos de la conducta alimentaria y sentar un pobre precedente respecto a cómo nos relacionamos con los alimentos que se nos ofrecen.

Y aunque hemos comentado que sería recomendable buscar apoyo si la huelga de alimentación se prolonga o en caso de que queramos aprender acerca de qué cantidades ofrecer o acerca de cómo gestionar los cambios que van teniendo lugar, pueden existir una serie de situaciones que requieran mayor atención e intervención y que nos apoyemos en el equipo de salud para buscar soluciones, por ejemplo cuando:

- Se observe retraso en el crecimiento, en el desarrollo psicomotor o en el habla.
- Haya pérdida de peso o pobre ganancia de este, cansancio frecuente, letargia o decaimiento.
- Existan dolores abdominales, vómitos, diarrea y/o estreñimiento que duran más allá de un par de días, ya que en estos casos la inapetencia puede deberse a la presencia de enfermedades como reflujo gastroesofágico o reacciones adversas a los alimentos provocadas por alergias e intolerancias.
- Se experimenten cambios de humor como ira, agresividad o llanto que se mantienen, especialmente relacionados con los momentos de las comidas.
- Se muestren alguno de los siguientes comportamientos de manera frecuente: se arquee o tense mucho durante las comidas; tosa, tenga arcadas, se atragante o incluso pueda llegar a vomitar en algunas comidas; tarde más de cuarenta y cinco minutos en comer; escupa con frecuencia; se llene la boca de comida y la mantenga en ella, sin tragar, o se le escurran líquidos o parte de la comida por la boca, entre otros. Estos comportamientos deben llamarnos la atención y sería recomendable evaluarlos junto a un logopeda y un terapeuta ocupacional.
- Existan cuadros frecuentes de neumonía o infecciones respiratorias, fiebre o erupciones cutáneas.
- Existan rechazos a alimentos y texturas específicas (que provocan náuseas, vómitos…, que le hagan cerrar la boca

o bloquear la cuchara con la mano, empujar los alimentos o llorar).

- Se acepte solo un pequeño rango de alimentos (suele considerarse problemático cuando el pequeño acepta menos de veinte alimentos y va rechazando cada vez más sin que otras opciones los reemplacen), repele grupos completos (por ejemplo, no acepte casi ninguna o ninguna fruta) o se niegue a comer de manera consistente.
- Exista un episodio previo de atragantamiento o asfixia que haya podido resultar traumático para el niño y haya ocasionado que dejara de comer ciertos alimentos.
- Sientas, como padre o madre, que las comidas se han convertido en una pelea constante, que el peque muestra dificultad para comer en cualquier entorno (casa de los abuelos, centro infantil…) o que desde hace mucho tienes la sensación de que es muy difícil para comer.

Como hemos comentado, si te encuentras reflejado en alguna de estas situaciones, será aconsejable que busques apoyo en el equipo de salud (pediatra, enfermera de pediatría, dietista-nutricionista, psicólogo, logopeda, terapeuta ocupacional, entre otros profesionales que podrán ser de gran ayuda) para contar con herramientas concretas que faciliten la salida de esta situación y progresar con el foco puesto en que tanto el niño como la familia pueda disfrutar nuevamente de las comidas con la confianza de que todo podrá ir bien o de que se está trabajando para que todo sea mejor.

Será mucho más sencillo abordar estas conductas y cambiar la relación que se establezca con la comida a los dos años que a los diez, aunque de ocurrir, las terapias de alimentación podrán mejorarla a cualquier edad, incluso podremos hacer grandes cambios siendo adultos.

¿Hay niños mal comedores o puede que solo sean selectivos?

Además de la posible inapetencia que podamos notar, en estos primeros años nuestros niños también podrán parecer más selectivos a la hora de elegir los alimentos que comerán. A pesar de que la expresión «comedor selectivo» (en inglés *«picky eater»*) no posee una definición clínica, suele utilizarse para referirse a los niños que rechazan alimentos con facilidad o son muy exigentes en cuanto al tipo de preparaciones que consumen, por lo que tienden a seguir dietas monótonas que en ocasiones podrán resultar inadecuadas en función de la severidad de las restricciones que impongan (ver apartado anterior).

En vista de que esto se considera un comportamiento normal dentro del crecimiento, no sería correcto catalogarlo como un «mal comportamiento» y, por tanto, se debería evitar etiquetar a los niños que lo presenten como «malos comedores» (preferiblemente habrían de evitarse las etiquetas en general). En muchas ocasiones el escuchar que se refieran a ellos de determinada manera podrá reforzar el comportamiento que origina esta etiqueta en el tiempo y que la asuman como cierta.

Casi todos los niños presentan conductas de «comedores selectivos» a lo largo de su crecimiento, pero con paciencia y la aplicación de los consejos comentados al inicio de este capítulo podremos superar esta etapa con éxito.

Cómo ofrecer nuevos alimentos más allá del año

Con todo lo que hemos visto, puede que nos preguntemos qué podríamos hacer para aumentar nuestras posibilidades de éxito ante la oferta de nuevos alimentos o que lleven tiempo sin probar (por ejemplo, porque no los han visto desde el anterior verano o porque hace mucho que no lo preparamos). Por ello, a continuación, dejaré una serie de consejos que vale la pena poner en práctica:

- Ofrecerlos en «versión mini» o de formas atractivas. Por ejemplo, si preparamos unas fajitas podremos colocar en el plato del peque una cucharada de cada alimento o ingrediente por separado (salteado de pimientos con pollo o soja + aguacate + tomate con cilantro... por mencionar algunos) y cortar unos triangulitos de tortilla de trigo integral o de maíz que pueden untar con guacamole o comer junto al resto de las opciones.
- Observar qué presentaciones suelen preferir. Algunos peques pueden rechazar un plato entero porque la comida está mezclada o las distintas preparaciones se tocan entre sí. Por ello podrían utilizarse platos con secciones para evitarlo; si, además, los hacemos partícipes de en qué zona servir cada grupo de alimentos podrán sentirse más involucrados y encontrar que la comida está servida de un modo más amigable para ellos.
- ¿Cuándo fue la última vez que tu peque te vio probar un nuevo alimento o receta? Ser aventurero con la comida es algo de lo que todos podemos aprender y si damos este ejemplo puede que la próxima vez se nos una otro comensal.
- Experimentar con los sabores puede resultar interesante y puede darnos más información acerca de los gustos de nuestros niños. En lugar de asumir que ese sabor será muy intenso para que pueda gustarle (en el Reino Uni-

do los niños comen guisos con curri desde los seis meses y en otros países comen incluso preparaciones picantes) podremos sazonar y probar distintas especias y observar qué tal son recibidas para saber si utilizarlas más a menudo o, por el contrario, evitarlas en la medida de lo posible.

- Ofrecer el nuevo alimento junto a distintas opciones (ya comentamos que mejor ofrecerlos junto a preparaciones o alimentos que les gusten) o junto a alguna crema en la que puedan untarlo: yogur natural, hummus o crema de alubias blancas, guacamole, crema de cacahuete u otros frutos secos, por ejemplo.
- Comprar y preparar los nuevos alimentos juntos. Existen muchas tareas en las que pueden ayudar, en función de su edad, y esto se ha relacionado con una mayor posibilidad de que los puedan probar (muchas veces antes de llegar a la mesa).

Espero que alguno de ellos, mejor si son varios, funcionen y hagan más sencilla la aceptación de distintos alimentos o platos que nos permitan variar el menú.

Y antes de hablar del menú y cómo diseñarlo en esta etapa, hablaremos sobre la alimentación saludable para niños de uno a tres años.

ALIMENTACIÓN SALUDABLE PARA NIÑOS DE UNO A TRES AÑOS

Sabemos que a partir del año la alimentación podrá ser igual a la del resto de la familia; sin embargo, valdrá la pena recordar algunas cuestiones relevantes en esta etapa y cómo amoldarnos a ellas en el momento de planificar el menú.

Como padres, será recomendable que:

- Ofrezcamos tres comidas principales al día + uno o dos tentempiés saludables, con suficiente tiempo entre ellos (como mínimo un par de horas).
- Ofrezcamos cada día alimentos de todos los grupos: verduras, frutas, proteínas, grasas, carbohidratos.
- Ofrezcamos agua como bebida principal, evitando las bebidas azucaradas (incluidos los zumos, batidos o licuados de frutas).
- No establezcamos unas cantidades definidas que los niños han de comerse. Existen fuentes que recomiendan como guía ofrecer una cucharada (15 ml) por año de proteínas + carbohidratos + frutas o verduras. Por ejemplo, en caso de que nuestro peque tenga dos años, ofreceremos dos cucharadas de pollo o tofu + dos cucharadas de arroz + dos cucharadas de pepino en rodajitas. Esta podría ser una fórmula que emplear o podría resultar aún más sencillo utilizar el plato de Harvard para niños o sus adaptaciones. También podrá ser preferible servir poca cantidad (por ejemplo, una cucharada de cada grupo de alimentos) y dar la opción de repetir.
- Cuando sea posible, ofrezcamos diferentes sabores y texturas en el mismo plato, por ejemplo, combinando purés con alimentos crujientes o suaves.
- Instauremos una rutina que les permita reconocer los tiempos de comida y qué esperar de ellos.
- Compartamos la mesa siempre que sea posible, mostrando una actitud amorosa y respetuosa hacia los niños y

entre los adultos para hacer de la comida un momento relajado y agradable que facilite el disfrute de esta.
- Seamos ejemplo de las conductas que esperamos que practiquen en el futuro.

El plato de Harvard para Comer Saludable Para Niños se puede consultar en: https://www.hsph.harvard.edu/nutritionsource/el-plato-para-comer-saludable-para-ninos/

Recuerda ofrecer alimentos seguros

Se deben seguir evitando aquellos alimentos que puedan causar asfixia en niños menores de cuatro años,[6,7] por lo que modificaremos (cocinándolos o cortándolos en trozos aptos) alimentos como zanahorias, manzanas, tomates cherri, judías verdes, apio, y evitaremos la oferta de palomitas, frutos secos (salvo que estén en crema y untados o sean parte de preparaciones) y demás alimentos de riesgo.

Las grasas en la primera infancia

Al igual que en el primer año de vida, en esta etapa las grasas seguirán siendo uno de los nutrientes esenciales de mayor importancia para el adecuado crecimiento del niño y el desarrollo se su cerebro.

Por esto, en caso de ofrecer leche, esta será entera y no deberán restringirse las fuentes de grasas saludables de la dieta, aunque sí habrán de evitarse las grasas trans (principalmente presentes en productos ultraprocesados) y otras grasas de pobre calidad como los aceites vegetales parcialmente hidrogenados (que también podremos encontrar en el etiquetado de algunos productos procesados).[8]

Será recomendable incluir pescados grasos (sardinas, salmón salvaje) en el menú familiar, así como aceite de oliva virgen extra, aguacate, frutos secos en crema, semillas molidas, tostadas o en crema, aceitunas, entre otras.

Acerca de las bebidas

Existen ciertas recomendaciones que considerar respecto a las bebidas distintas del agua, estas son:

- Sobre la leche:
  Los niños en esta etapa no han de tomar más de 500 ml de leche al día; además, habrá que prestar atención a que no desplace el consumo de otros alimentos, puesto que en ocasiones prefieren tomar leche a comer (ya sea porque les gusta, porque es práctico, porque siguen jugando...) y suelen pedir varios vasos al día, que los hacen sentir satisfechos, por lo que dejan de comer otras opciones o comidas.
- Sobre los zumos:
  Se ha de preferir la fruta entera siempre que sea posible. Los zumos no solo no son necesarios en la dieta infantil, sino que, de consumirse con frecuencia, podrán ocasionar inconvenientes como la aparición de caries dental o una mayor predisposición a padecer diabetes.
  En caso de ofrecerlos, el límite máximo recomendado es de 120 ml o medio vaso al día y se pueden diluir de forma progresiva con agua hasta que esta pueda ser

la bebida principal y los zumos se reserven para un consumo ocasional.

Cabe mencionar que a lo largo de la infancia podrían recomendarse en algún caso concreto, especialmente mezclados con otros alimentos que puedan enriquecer y agregar fibra a la mezcla (por ejemplo, mezclarlos con yogur y semillas de chía para preparar heladitos caseros o con bebida vegetal y avena para preparar batidos), de modo que puedan contribuir a agregar energía y nutrientes a la dieta en un formato fácil de tomar para el niño.

El consumo excesivo de zumos en esta etapa se asocia con una nutrición insuficiente, diarreas, flatulencia, dolor abdominal y caries infantil.

Tentempiés saludables de uno a tres años

Los tentempiés serán de gran importancia para los niños de esta edad, ya que sus estómagos aún son pequeños y por ello se ha de repartir la oferta de alimentos saludables a lo largo del día.

Se ofrecerán entre uno y tres tentempiés al día (generalmente se ofrecen dos) según la rutina de cada familia (recordemos que ofrecer no significa que el niño se lo comerá, sino que tendrá la oportunidad de hacerlo en caso de tener apetito). Podremos combinar dos o más grupos de alimentos y aprovechar la oportunidad para potenciar el consumo de frutas y verduras (grupos de alimentos que deberían ser predominantes a lo largo del día), evitando, siempre que sea posible (si aplicamos la regla de «no ofrecer, no negar» ciertos productos), que estos sean desplazados por galletas, gusanitos y otros ultraprocesados.

Algunas opciones de tentempiés saludables a ofrecer serán:

FRUTAS FRESCAS	Albaricoque o melocotón (sin hueso), pera o manzana (cortados en láminas finas para mayor seguridad), plátano, uvas o cerezas, ciruelas (cortadas en cuartos y sin semillas), mandarina, arándanos, naranja
FRUTAS DESECADAS	Albaricoques, manzana, peras, piña o mango (cortadas en trozos pequeños), dátiles o ciruelas (sin hueso y cortados), pasas o arándanos
VERDURAS	Zanahorias o judías verdes (bien cocidas y cortados en palitos finos), coliflor o brócoli al vapor, boniato o calabaza (al horno o cocidos), guisantes (aplastados dependiendo de la edad)...
LÁCTEOS O ALTERNATIVAS VEGETALES	Quesos, yogur natural o yogur de soja natural, leche entera o bebida vegetal enriquecida con calcio sin azúcar añadido.
PANES Y CEREALES	Pan integral, tortilla de trigo integral, palitos o picos integrales, pan tipo wasa (para los más mayores), crackers o tostadas integrales, tortitas de maíz.
PROTEÍNAS (preferiblemente de origen vegetal)	Garbanzos enteros o en hummus, edamames (en mitades), trocitos de tofu o dips de tofu, huevo cocido (solo en caso de que el consumo proteico a lo largo del día sea bajo), cremas de frutos secos (untadas en frutas o panes)...

GRASAS SALUDABLES	Aguacate (en trozos o guacamole), aceitunas (sin hueso y cortadas en mitades), cremas de frutos secos, tahini...

Fuente: adaptado de la Academia Americana de Pediatría[9]

Y podremos ofrecerlos tomando en cuenta:

• Que se pueden mezclar para construir meriendas o almuerzos tan completos como sea necesario (en función del hambre, los horarios, la actividad física y demás características individuales).
• Que estén listos para comer y disponibles cuando llegue la hora de consumirlos.
• Utilizar cortadores de galletas para cortar los vegetales o frutas de forma atractiva.
• Se puede agregar zumo de naranja o limón para evitar o retrasar la oxidación de las frutas (y que luzcan menos atractivas).

Suplementación con vitaminas, minerales u otros productos

Los suplementos de vitaminas o minerales rara vez son necesarios en niños que reciben una dieta variada. Puede que en algunos casos como ante la presencia de anemia (veremos más en el capítulo 8) se pueda indicar un suplemento de hierro o de otros minerales o vitaminas ante la presencia de otras patologías, pero esto siempre tendría que ser pautado por el equipo médico tratante, que además recomendará la dosis y tipos de suplementos óptimos para cada caso.

También existen en el mercado bebidas de suplementación que se suelen comercializar teniendo como objetivo a familias de «niños que no comen lo esperado» o utilizando el argumento del miedo a que si se quedan sin comer puede que no crezcan adecuadamente (y que nos aleja de confiar en sus señales de hambre-saciedad). Estas bebidas, por lo general, serán innecesarias y podrán sustituirse con preparados caseros (como un batido de fruta con leche o bebida de soja y avena o semillas) mucho más económicos; en caso de necesitar ideas de qué incluir en estas y cómo hacerlo, un dietista-nutricionista podrá ser de mucha ayuda.

ANTES DE SEGUIR CRECIENDO...

Los niños de uno a tres años aún estarán aprendiendo acerca de los hábitos alimentarios y seguirán necesitando nuestro apoyo en esta tarea. A medida que van estableciendo sus preferencias alimentarias, hemos de asegurarnos de ser un buen modelo que seguir y ofrecerles distintos alimentos saludables, escuchando sus opiniones y sentando las bases para una buena relación con la comida.

Llegados a los tres años, los niños suelen dejar atrás (aunque no siempre será así) el utilizar las comidas como medio para mostrarse desafiantes y, generalmente, suelen participar más y disfrutar de las comidas familiares.

Puede que nos esperen tiempos más tranquilos, puede que no lleguemos a ellos tan rápido, pero no debemos olvidarnos de disfrutar juntos del camino.

5

Seguimos creciendo

NIÑOS EN EDAD PREESCOLAR Y ESCOLAR

A estas edades, los niños no suelen mostrar un ritmo de crecimiento estable, sino que, por el contrario, podrán ir creciendo mediante los llamados «brotes de crecimiento»[1] y sus apetitos se irán amoldando a los mismos, por lo que seguiremos notando que algunos días podrán comer más y otros días nos dejen con la sensación de que no han comido apenas. Así como veíamos en el capítulo anterior, nos enfocaremos en ofrecer alimentos saludables y confiar en que irán eligiendo de esta oferta aquello que puedan necesitar (y recordemos valorar la ingesta de varios días en lugar de cada día por separado).

Si no han comenzado a ir al cole antes, a partir de este momento comenzarán a hacerlo y, debido al entorno en el que solemos vivir, se incrementará la oferta de galletas, chocolates, bollería, papas y otros tentempiés que tal vez no han probado o han disfrutado de forma ocasional pero ahora verán con más frecuencia, lo que nos presentará mayores retos en cuanto a cómo mantener la oferta de un menú rico en frutas, verduras y otros alimentos que queremos potenciar a la vez que aprenden a tener una buena relación con la comida, por lo que no se tratará de prohibir ni condenar sino de poner el foco en los buenos hábitos y buscar maneras de promoverlos.

Preadolescentes y adolescentes

A medida que nos acercamos a la pubertad, tanto el apetito como los cuerpos de nuestros niños irán sufriendo cambios y, aunque puede que comiencen a ser conscientes acerca de su imagen corporal desde mucho antes, suele ser a estas edades cuando más relevancia toma, lo que puede dar lugar a trastornos del comportamiento alimentario y otras conductas poco saludables, por lo que se aconsejará seguir acompañando a nuestros niños en su alimentación y hacer de las comidas familiares una prioridad al menos un par de veces por semana, en función de las posibilidades de todos, así podremos estar al tanto de cambios en los patrones de alimentación a la vez que seguimos compartiendo y aprendiendo sobre todo lo que les ocurre en esta etapa (también más allá de la alimentación).

Vamos al colegio

Tal y como se recoge en el muy recomendable documento publicado por la Agencia de Salud Pública de la Generalitat de Catalunya titulado «Acompañar la comida de los niños», «El entorno escolar es un espacio idóneo para promover una alimentación saludable, ya que podría ofrecer a los niños alimentos adecuados desde el punto de vista nutricional y dietético, tanto en los menús de mediodía como en las posibles propuestas de desayunos y meriendas, y en las máquinas expendedoras de alimentos y bebidas, si las hubiera».[2]

Esto no siempre ocurre, como es bien sabido, y a pesar de los numerosos esfuerzos que a diario llevan a cabo distintos centros educativos, personal que allí trabaja, Asociaciones de Madres y Padres de Alumnos y familias, aún queda mucho por hacer.

> Con el objetivo de mejorar la alimentación en los comedores escolares de toda España y promover la educación nutricional de los niños en el ámbito escolar nació #PorUnaEscuelaBienNutrida, en el que, junto al Chef Juan Llorca, he trabajado desde 2016 para contribuir a que esto ocurra, siendo conscientes de que será en los primeros años de vida cuando se consoliden los hábitos alimentarios que nos acompañarán hasta la vida adulta.

PERO ¿POR QUÉ ES NECESARIO UN CAMBIO EN MUCHOS COMEDORES ESCOLARES?

Porque aún hoy ofrecen a los niños menús escolares que suelen abusar de precocinados, ultraprocesados, frituras y alimentos que aportan grasas saturadas, además de sal y azúcares. También podremos encontrar predominancia de proteínas de origen animal y presencia notable de carnes procesadas, bajo consumo de fruta fresca, limitándose en algunas ocasiones a solo un día para ofrecer fruta como merienda («día de la fruta»), además de bajo consumo de verduras y hortalizas frescas y cocinadas, lo que trae consigo un bajo consumo de fibra, vitaminas y minerales. Suele ser habitual dar mayor importancia a las cantidades de alimentos que los niños comen («si se lo comen todo, mejor») que a la calidad de la dieta (no se ofrecen variedad de verduras y hortalizas porque «no se las van a comer»), para lo que se ponen en marcha estrategias inadecuadas como premiar (con palabras, pegatinas, dibujitos o incluso con comida) o castigar, entre otras, que podrán predisponer a trastornos de la conducta alimentaria, porque tan importante como el qué se ofrece es, el cómo se ofrece y «el acompañamiento de los adultos (profesorado y monitores) durante las comidas debe ser respetuoso, sin presiones ni coerciones y teniendo en consideración los gustos y la sensación de hambre de los niños».

Y aunque se piensa que todo esto, así como muchos otros temas que nos afectan a lo largo de la crianza (por ejemplo, publicidad alimentaria, oferta de alimentos en centros de salud), debería estar reglado y supervisado por los profesionales pertinentes, la realidad es que esto no siempre ocurre, u ocurre más bien poco.

Esto conlleva que se deba seguir trabajando de forma coordinada entre familias, centros escolares y demás implicados, de modo que tanto la oferta como el acompañamiento y la educación nutricional puedan promover los hábitos saludables que buscamos instaurar.

A continuación, hablaremos de lo que las familias podemos hacer.

¿Cómo podemos promover y mejorar la educación alimentaria de nuestros niños?

Los niños aprenderán acerca de nutrición y alimentación tanto en casa como interactuando con su entorno (en el colegio, en casa de familiares o amigos, en los cumpleaños), por lo que se podrán plantear distintas estrategias y objetivos en cada uno de estos ámbitos.

Centrándonos en lo que podremos hacer en casa, podrá ayudar a promover una buena educación alimentaria:

- Ser un buen ejemplo a seguir. Como hemos leído y seguiremos leyendo a lo largo de todo el libro, todo comienza y pasa por aquí y no se trata de que nuestra alimentación sea perfecta, porque habrá lugar para la flexibilidad, pero sí por ser coherentes con aquello que queremos que perdure (como por ejemplo, tener frutas en casa, comerlas y ofrecerlas si queremos que aprendan a disfrutarlas).
- Orientar a los niños sobre nutrición, en función de su edad, mediante las recomendaciones del plato saludable y otras guías dietéticas a través de juegos o actividades divertidas. Entre estas actividades, con niños que estén en etapa escolar, se podrá proponer realizar el menú semanal familiar de forma conjunta y consensuar los diversos platos a preparar.
- Descubrir juntos nuevos alimentos y recetas, involucrándolos en la preparación de acuerdo con sus capacidades.
- Participar en la preparación de la mesa y en las distintas acciones que se llevan a cabo a la hora de comer.
- Enseñar a los niños acerca de cómo la comida puede afectar al cuerpo humano. Al entender por qué ciertos

alimentos o productos pueden ser beneficiosos o per-
judiciales —sin satanizar ni condenar— (por ejemplo,
pueden contribuir a la formación de caries y habrá que
lavarse muy bien los dientes tras comerlos), por qué
algunas personas requieren dietas especiales (por ejemplo, en caso de alergias e intolerancias) ...

- Motivarles a ser físicamente activos por lo menos 30 minutos al día, y si es posible, promoviendo actividades
  fuera de casa (aprovechando la exposición al sol cuando
  lo haya).
- Plantar frutas, verduras y hortalizas en un pequeño huerto. Es una gran experiencia de primera mano el permitir
  a los niños cultivar sus propias frutas, verduras y hortalizas, a la vez que aprenden sobre el origen de los alimentos.
- Limitar la exposición a televisión, móviles u otros dispositivos electrónicos, que favorecen el sedentarismo
  y los exponen a una publicidad alimentaria a menudo
  poco saludable.

DESAYUNOS Y MERIENDAS EN LA ETAPA ESCOLAR

¿Qué pasa si un niño no desayuna?

Mucho se ha hablado sobre el desayuno y se han propagado
muchos mitos sobre esta comida, frases como «Desayuna
como un rey, come como un príncipe y cena como un men-
digo» se han mantenido hasta la actualidad promoviéndolo
como «la comida más importante del día». Sin embargo, actualmente sabemos que todas las comidas que realizamos
serán igual de importantes y que el hecho de no desayunar
(según lo que se desayune) no traerá necesariamente conse-

cuencias negativas como un menor rendimiento escolar o la aparición de algún problema de salud. Por esto, aquellas personas que no tienen apetito en las primeras horas de la mañana o no suelen desayunar no tendrían que verse forzadas a hacerlo. Simplemente estarían rompiendo el ayuno un poco más tarde que el resto.

Consejos para ofrecer el desayuno:

Recordando que cada caso podrá ser distinto, por lo que siempre que sea posible se han de personalizar las recomendaciones, comparto a continuación una serie de consejos para preparar desayunos saludables y disfrutarlos al máximo en familia:

1) El desayuno ideal no existe. No existe un único desayuno ideal, sino que existen muchas alternativas de desayuno que pueden resultar ideales para cada quien y en esto influirán muchos aspectos: necesidades nutricionales, preferencias y rechazos, tiempo… Así, podremos incluir cualquier grupo de alimentos en esta comida: frutas, verduras y hortalizas, lácteos, cereales o almidones, huevos, legumbres, semillas, frutos secos, etc.

   Para organizarnos y hacer más sencilla la tarea de planificar los desayunos, podremos guiarnos por el plato de Harvard.[3]

   Si te gusta un desayuno predominantemente dulce prioriza las frutas en tu plato y si, en su lugar, prefieres un desayuno predominantemente salado, no olvides agregar una verdura u hortaliza (tomate rallado en las tostadas, espinacas en un revuelto). Con esta acción nos aseguraremos de comenzar el día cubriendo al menos una (tal vez más) de las cinco raciones diarias recomendadas de estos dos grupos de alimentos.

2) Si utilizas cereales, opta por los integrales o los menos procesados.

Intentaremos alejarnos de los ultraprocesados y los sustituiremos por: panes integrales, copos de avena, arroz hinchado o quinoa hinchada (pseudocereal) sin azúcares añadidos o harinas integrales para preparar recetas como tortitas, entre otros.

3) Prioriza las frutas, cereales, verduras y hortalizas.

Esto no quiere decir que algunos días no se preparen unas tostadas con queso fresco o el fin de semana no se comparta un revuelto, sino que se refiere a que principalmente recurramos a opciones como gachas o porridge de avena con frutas (que puede ofrecerse en frío), tostadas con tomate y aceite o con aguacate, granolas caseras con yogur o yogur de soja, o frutas con cremas de frutos secos, entre otras. De este modo, los alimentos de origen animal (jamón, atún) se consumirán principalmente en comida y cena y su consumo no será excesivo, especialmente entre los niños, dejando que su lugar lo ocupen alimentos de origen vegetal que deberían ser la base de nuestra alimentación.

4) Si ofreces leche o bebida vegetal, no la disfraces.

Si no les gusta ni el yogur natural sin azucarar, ni la leche/bebida vegetal (en este caso preferiblemente enriquecida con calcio) sin agregar chocolate, miel o algún endulzante, busquemos alternativas como el agregar una cucharadita de cacao puro sin azúcar u ofrecer otros alimentos que aporten calcio, como el tahini o las almendras (trituradas o en crema si son menores de cuatro años por el riesgo de atragantamiento).

5) Atrévete a probar algo nuevo.

Es comprensible que muchas veces nos cueste cambiar la manera de hacer las cosas y no resulta poco frecuente que cuando propongo algunas de estas mejoras para el desayuno, me encuentre con la frase «Es que siempre se ha hecho así» o «Yo crecí comiendo galletas y aquí estoy», por ejemplo, y aunque puede que sea cierto, esto no invalida el hecho de que existen mejores alternativas.

¿No crees que valdría la pena al menos intentarlo y probar otras opciones antes de desestimarlas? Estoy segura de que en el amplísimo mundo de los desayunos podrás encontrar muchas recetas que te encanten e incluso algunas que, una vez dominadas, no te quitarán mucho más tiempo que el que inviertes ahora.

6) Sirve comida real y sabores reales.

Sin disfraces ni presunciones (como dar por hecho que no les va a gustar porque nosotros pensamos que está ácido, soso o le falta dulzor), el paladar se educa sobre la marcha.

El desayuno de un bebé tras iniciar su alimentación complementaria puede ser un plátano aplastado con la ayuda de un tenedor, unas gachas de avena con pera, entre muchas otras alternativas. Y a medida que crece, si ya ha ido aprendiendo desde el comienzo a comer alimentos reales, será mucho más sencillo mantener estos buenos hábitos, pasando del plátano triturado a un plátano con crema de cacahuetes, las mismas gachas o unas tostadas integrales con tomate ...

7) Planifica los desayunos semanales.

La improvisación trae de la mano muchas veces el recurrir a alternativas poco saludables, por eso puede resultar muy positivo para practicar una buena alimentación organizar el menú familiar semanal o mensual y preparar la lista de la compra en función de este. Además, encontrarás muchas recetas que te permitirán adelantar su preparación, o parte de ella, la noche anterior. De esta forma por la mañana solo necesitaremos mezclar y/o calentar o servir.

Esperamos que estos consejos te resulten útiles para comenzar el día de la mejor manera posible y no dejes de revisar nuestra infografía sobre la avena, cereal que puede ser gran aliado de nuestros desayunos.

Los desayunos podrían incluir alimentos de distintos grupos como:

- Cereales integrales o derivados: pan o tostadas, avena, copos de maíz, muesli o granola casera, arroz hinchado.
- Lácteos o bebidas vegetales ricas en calcio: leche y yogur natural (sin azúcares añadidos) / bebida de soja o yogur de soja (enriquecidos con calcio y, a ser posible, sin azúcares añadidos).
- Fruta fresca de temporada entera o en trozos. También puede incluir fruta desecada como pasas, orejones, ciruelas pasas.
- Frutos secos o cremas de frutos secos: nueces, almendras, avellanas, cacahuetes, pistachos...
- Verduras y hortalizas: tomate, palitos de zanahoria o zanahoria rallada, rodajas de pepino.
- Alimentos proteicos: huevo, queso, hummus, tofu...
- Alimentos grasos: preferentemente AOVE, aunque también aguacate, entre otras opciones.

Otros consejos:

- Disponer de opciones saludables en la despensa facilitará la preparación del desayuno y permitirá también improvisar desayunos saludables.
- Evitar prisas y presiones, para lo que habrá que reservar el tiempo suficiente para compartir el desayuno con los peques.
- Si se dispone de poco tiempo por la mañana, se podría dejar el desayuno preparado (envuelto, colocado en un envase, etc.) el día anterior para ofrecerlo de camino al cole.
- A pesar de ser habituales en desayunos y meriendas, deberían ofrecerse **solo de vez en cuando**: azúcar, miel, mermelada, chocolate, cacao en polvo, mantequilla, margarina, zumos de fruta, batidos de leche y chocolate, batidos de leche y zumo de fruta, yogures azucarados y otros postres lácteos, bollería, galletas, cereales de desayuno azucarados, embutidos y otras carnes procesadas.

Ejemplos de desayunos:

- Copos de maíz o arroz hinchado con leche / bebida de soja (sin azúcar) + fruta fresca
- Yogur natural / yogur de soja con muesli y arándanos
- Tortitas de plátano con crema de cacahuete + fruta fresca
- Avena con manzana y canela
- Fruta fresca + kéfir o bebida de soja
- Tostadas o bocadillo de pan integral con tomate

+ AOVE, aguacate, hummus + rodajitas de pepino, queso fresco / queso vegetal de frutos secos + higos, crema de cacahuete y plátano

DESAYUNOS

Los desayunos podrían incluir
alimentos de distintos grupos como:

CEREALES

Cereales integrales o derivados: pan o tostadas, avena,
copos de maíz, muesli o granola casera, arroz hinchado...

FRUTA

Fruta fresca de temporada entera o en trozos. También puede
incluir fruta desecada como pasas, orejones, ciruelas pasas...

LÁCTEOS O BEBIDAS VEGETALES

Ricas en calcio: leche y yogur natural (sin azúcares añadidos)
/ bebida de soja o yogur de soja (enriquecidos en calcio y,
a ser posible, sin azúcares añadidos).

ALIMENTOS PROTEICOS

huevo, queso, hummus, tofu...

ALIMENTOS GRASOS

preferentemente AOVE, aunque también aguacate,
entre otras opciones...

HORTALIZAS

tomate, palitos de zanahoria o zanahoria rallada,
rodajas de pepino.

FRUTOS SECOS

Frutos secos o cremas de frutos secos: nueces,
almendras, avellanas, cacahuetes, pistachos...

La mejor merienda ha de contemplar fruta entera (aunque también podrían ofrecerse verduras u hortalizas como base), lo cual podrá ser rápido, sencillo, saludable, nutritivo y divertido si dedicamos unos minutos a utilizar cortadores o preparar bolitas o brochetas, entre otras ideas.

Pese a esto, es una de las comidas más proclives a los productos azucarados y ultraprocesados que pueden dar pie a la aparición de problemas de salud: galletas cubiertas de chocolate o rellenas de crema, bollería industrial, postres lácteos, entre muchos otros. Pero ¿cómo podríamos mejorar esto?:

- En caso de que se ofrezcan por falta de tiempo para preparar una alternativa saludable, un plátano, una mandarina o una manzana estarán siempre listas para llevar.
- En caso de que se ofrezcan porque «es lo que pide y lo que le gusta» será importante volver a la división de responsabilidades que hemos visto y recordar que la selección de los alimentos que ofrecer recae en nuestra parte y pese a que se pueden tomar en cuenta los gustos y ofrecer alternativas, seremos nosotros los que nos aseguremos de que estas sean saludables. Podremos preparar galletas en casa con copos de avena + plátano o manzana o con crema de cacahuete, o también bizcochitos de zanahoria o de calabaza, o chips de boniato, entre otras opciones, en función del tiempo del que dispongamos, o buscar alternativas entre los productos que les gusten.
- En caso de que la excusa sea que «ya llevó fruta ayer» o se queja de comer «siempre fruta», podremos buscar distintas formas de presentarlas o acompañarlas de

otras opciones y recordar(les) que todos los días se recomiendan cinco raciones de frutas y verduras, por lo que tiene sentido que se incluyan también en desayunos, almuerzos y meriendas.

Recurrir a la bollería industrial o los dulces para las meriendas convierte en habitual el consumo de estos productos que deberían consumirse solo ocasionalmente y sin restar protagonismo a las frutas y verduras.

¿VERDURAS PARA MERENDAR?

Aunque culturalmente no solemos pensar en este grupo de alimentos para almuerzos y meriendas, pueden ser una excelente opción y, con un poco de creatividad y aderezos que acompañen, pueden convertirse en comidas divertidas capaces de conquistar paladares.

> Ideas de verduras u hortalizas para merendar: tomates cherri de colores, palitos de pepino con tahini, palitos de zanahoria y apio con hummus, champiñones rebanados, brócoli al vapor, chips de zanahoria o remolacha horneados en casa.

¿QUÉ MÁS PUEDO OFRECER ADEMÁS DE FRUTAS?

Una vez que hayas seleccionado alguna fruta y/o verdura u hortaliza, podría ser recomendable acompañarlo con un lácteo, como yogur natural o de soja, o un alimento rico en carbohidratos, como los copos de avena o una tostada de pan (preferiblemente integral), y un alimento rico en grasas saludables como el aguacate, el aceite de oliva virgen extra, los frutos secos triturados o en crema y las semillas. De este modo estaríamos agregando opciones que enriquezcan esta comida y aumenten su densidad de nutrientes.

LÁCTEOS EN MERIENDAS O ALMUERZOS

Hemos visto que incluir lácteos en la merienda o el almuerzo puede ser una opción viable en muchos hogares, pero es necesario tomar en cuenta que esta acción podría:

- Disminuir el apetito en la siguiente ingesta (comida o cena): ya que la leche es un alimento saciante (incluye proteínas, carbohidratos, grasas) por lo que es comprensible que, tras un par de horas, los niños aún permanezcan saciados.
- Contribuir con un exceso de proteínas de origen animal en la dieta infantil: Si solo se ofrecen lácteos en desayunos y meriendas esto no sería un problema, pero en muchos hogares se ofrecen también antes de dormir, además de proteínas animales en comidas y cenas, por lo que fácilmente excederemos la recomendación de este nutriente.

Meriendas o almuerzos saludables: Frutas frescas, en trozos o frutas desecada (pasas, orejones...) que pueden acompañarse de opciones como frutos secos u otras grasas saludables, farináceos integrales y lácteos o bebidas/yogures vegetales.

Ejemplos de meriendas o almuerzos:

- Yogur natural/de soja con fruta fresca.
- Fruta fresca + palomitas (en mayores de cinco años) o picos integrales.
- Fruta fresca + crema de frutos secos (nueces, almendras, avellanas, etc.).
- Bocadillo integral de queso/hummus + fruta fresca.
- Galletas de avena con plátano y dátiles.
- Tostada con requesón o crema de almendras + pera.
- Ensalada de col + zanahoria + yogur/veganesa + zumo de limón. Pasitas (pueden ofrecerse aparte o como parte de la ensalada).

MERIENDAS

Las meriendas son una gran oportunidad para ofrecer fruta a nuestros peques. Puede presentarse en trozos o desecada (pasas, orejones...) y acompañarse de opciones como frutos secos, farináceos integrales y lácteos o bebidas o yogures vegetales.

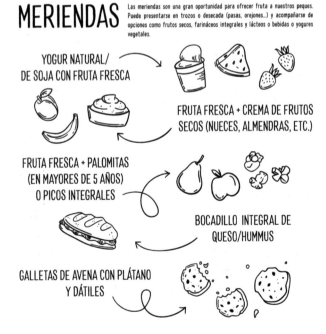

YOGUR NATURAL/
DE SOJA CON FRUTA FRESCA

FRUTA FRESCA + CREMA DE FRUTOS
SECOS (NUECES, ALMENDRAS, ETC.)

FRUTA FRESCA + PALOMITAS
(EN MAYORES DE 5 AÑOS)
O PICOS INTEGRALES

BOCADILLO INTEGRAL DE
QUESO/HUMMUS

GALLETAS DE AVENA CON PLÁTANO
Y DÁTILES

¿Cómo practicar una alimentación saludable teniendo en cuenta nuestro entorno? ¿Qué podemos cambiar?

A medida que los años van pasando, nuestros niños serán cada vez más vulnerables a los mensajes que reciben del entorno y podrán sentir mayor presión para comportarse del mismo modo que el resto o comer de la misma manera que sus amigos para evitar resultar cuestionados o excluidos. En esta etapa estarán expuestos a los mensajes dirigidos a ellos (y a sus padres) que se transmiten a diario a través de los medios de comunicación. Estos, sin duda, buscan generar en ellos el deseo de comprar y consumir los productos que los acompañan con el objeto de que la industria aumente así sus ventas. Para ello se valen de estrategias como premios ocultos o coleccionables, canciones pegadizas, colores y texturas atractivas y presencia de dibujos en sus envoltorios. Pero no solo eso: además podrán seguir sintiendo la presión que ejerce nuestra sociedad para comer constantemente, en muchas ocasiones incitándolos a comer por encima de sus necesidades o sensación de hambre.

También podrán haber sido o seguir siendo testigos de mensajes o juicios acerca de los alimentos que nos alejan de tener una mejor relación con ellos, tanto en los casos en los que se cuestiona a las familias que ofrecen frutas en meriendas dejando caer un «pobre tu peque que no le das unas galletas con lo buenas que están» —lo que además de resultar desmotivador para los padres le podrían hacer entender al peque que las frutas no están tan buenas como las galletas—, como en los que se cuestiona a las que ofrecen galletas comentando que ofrecen «productos con azúcar con lo malo que es, considerado un veneno blanco» que, de escucharlo, podrán hacerles sentir culpables cuando consuman algún dulce o no comprender por qué de ser tan malo sus amigos pueden comerlo sin consecuencias demasiado evidentes pero ellos no porque en su casa están prohibidos. Por esto, aunque resulte tan complejo encontrar la manera de alimentar saludablemente y crear una buena relación con la comida por el camino, seguimos aprendiendo acerca de no crear etiquetas de «bueno» / «malo» (incluso saludable podría entrar en esta categorización) y no juzgar ni demonizar el consumo de estos productos ni culpabilizar a quien lo haga. Existen profesionales que recomiendan decir simplemente «nosotros no compramos estos productos, ni los comemos en casa porque preferimos otras alternativas, pero otras personas sí lo hacen», de modo que no creemos una visión tan rígida ni limitada de lo que se considera «apropiado» o «correcto».

Entender estas situaciones que van ocurriendo y pueden ir moldeando las preferencias nos irá animando a buscar recursos para abordarlas de la mejor manera posible (al final de este capítulo encontrarás recomendaciones para ello). En algunos casos se podrá limitar la exposición a la publicidad o a los productos ultraprocesados, en otras no será tan sencillo y tendremos que recurrir a conversar en casa acerca de los alimentos que compramos y los que no, en cualquier caso, cada familia podrá ir abordando este tema de diversas maneras y seguir apostando por un futuro mejor.

Soy consciente de que seguir modificando nuestro entorno no será una tarea fácil, pero debemos seguir trabajando juntos para promover un ambiente saludable en el que nuestros niños crezcan sanos.

¿Cómo afrontar el entorno para minimizar el consumo de azúcar?, ¿cómo es este de malo?, porque ¿cuánta azúcar pueden tomar cada día?, ¿necesitan azúcar los niños?

Comenzando por el final, podríamos decir que SÍ, los niños necesitan consumir azúcares, el problema que tenemos con esta afirmación es que muchas personas consideran que todos los tipos de azúcares son iguales y esto dista mucho de ser cierto.

Dentro de lo que conocemos como «azúcares» encontramos todos los alimentos que aportan carbohidratos (que suelen ser la principal fuente de energía de la dieta diaria), pero estos carbohidratos o azúcares pueden dividirse en simples o complejos de acuerdo con cómo están conformados. En nuestra dieta y la de nuestros niños podríamos incluir ambos, pero tendríamos en cuenta un aspecto clave: que los azúcares se encuentren formando parte de los alimentos que los contienen (como la lactosa que forma parte de la leche o la fructosa que forma parte de las frutas) en lugar de que se encuentren libres (lo que se conoce también como azúcares añadidos). Esto representa una gran diferencia en nuestros cuerpos, ya que cuando los azúcares forman parte de un alimento, todo nuestro sistema digestivo ha de trabajar para obtenerlos y la fibra, que resulta una gran aliada en frutas, vegetales, cereales integrales, etc., contribuye a que esta obtención de azúcares sea progresiva y evite que se generen elevaciones del azúcar en sangre (hiperglucemias) más pronunciadas, lo que nos ayuda a evitar enfermedades como la diabetes u otros problemas metabólicos. En cambio, con los azúcares libres que podremos encontrar como agregado de diversos productos (podremos comprobarlo revisando el etiquetado), en su mayoría ultraprocesados, o que se podrán generar cuando preparamos un zumo a partir de una fruta, no tendrán contención de ningún tipo y pasarán rápidamente a nuestra sangre, exponiéndonos a un mayor riesgo de presentar alguno de estos problemas.

Por lo tanto, los niños necesitarían azúcares que estén contenidos en los alimentos de verdad, no los que conocemos como endulzantes, como la sacarosa, que es un carbohidrato simple de rápida absorción que suele añadirse a las comidas para aportar dulzor. Este azúcar pertenece al grupo de alimentos que se considera que aporta «calorías vacías», ya que al consumirlos únicamente obtendremos calorías que no vendrán acompañadas ni de vitaminas ni de minerales ni de fibra.

Los efectos del elevado consumo de azúcar han sido ampliamente estudiados y sabemos que guardan una estrecha relación con la aparición de diabetes tipo 2, aumento de triglicéridos en sangre, carencia de vitaminas, caries dentales, etc. Por esto la Organización Mundial de la Salud (OMS) emitió en 2014 una serie de recomendaciones que sugieren que la ingesta de azúcar no debe superar el 5 % de las calorías del día ni para niños ni para adultos (podría ser 0% pero esta cifra en nuestro contexto actual sería prácticamente inalcanzable). El mayor problema al que nos enfrentamos actualmente es que el azúcar puede encontrarse de manera «oculta» e irrumpir así silenciosamente en nuestras vidas. La gran mayoría de los alimentos procesados que estamos dando a nuestros niños contienen azúcar pues esto los hace más apetecibles para ellos y garantizan su consumo; solo basta con ofrecer a un niño un yogur dirigido a la población infantil (o con agregado de fruta en almíbar) y un yogur entero natural para comprobar que su paladar siempre tendrá predilección por el sabor dulce. A pesar de conocer todos estos datos, será importante encontrar cierto balance y evitar caer en radicalismos, ya que nuestros hijos crecerán en un entorno social en el que muchos productos azucarados se encuentran de lo más normalizados y aunque seguiremos poniendo de nuestra parte para promover opciones más nutritivas, será aconsejable que, llegada cierta edad (preferiblemente después de los dos años) tengan la libertad de probar los dulces, zumos u otros productos cuando se presente la oportunidad (por ejemplo, en casa de amigos o en algún cumple), ya que se ha visto que «prohibir alimentos» puede tener el efecto contrario al que buscamos.

En este sentido, también resulta importante limitar el tiempo de exposición a la televisión a menos de dos horas diarias dado que, además de promover el sedentarismo, se transmiten gran cantidad de anuncios publicitarios cargados de contenido dirigido hacia los niños.

Consejos para reducir el consumo de azúcar

- Ofrece siempre agua con las comidas y limita la cantidad de bebidas endulzadas (refrescos, zumos, té, bebidas deportivas, preparaciones de sobre): recuerda que, si no los compras o preparas, tus hijos no los beberán muy a menudo.[5] Del mismo modo, si tu hijo tiene sed, anímalo a tomar agua. Puedes agregar rodajas de frutas (como fresas o albaricoques) al agua para preparar aguas saborizadas.
- No ofrezcas dulces como recompensa, ya que los niños aprenden a pensar que algunos alimentos son mejores

que otros. Sé un buen ejemplo que seguir. Recuerda que los niños nos están observando y si llevamos una vida saludable los animaremos y ayudaremos a que la lleven ellos también.

- Se pueden sustituir en las meriendas las galletas dulces, chocolates y gominolas por frutas en trozos, helados de fruta natural, frutas deshidratadas, frutos secos y lácteos naturales sin azúcar añadido (yogur natural de soja o leche de vaca entera, queso fresco...). También podremos preparar algunas recetas con menos endulzantes de forma ocasional para disfrutar juntos. Preferir alimentos integrales antes que refinados: puede cambiarse el pan blanco por pan integral, los cereales azucarados por copos de avena o cereales hinchados con cacao sin azúcar.

- En algunos casos podría funcionar el «no ofrecer, no negar» respecto al consumo de dulces de manera **ocasional** para evitar que desarrollen mayor interés por los mismos y aprovechar la oportunidad para enseñarles que pueden disfrutarlos con moderación; en algunos postulados recientes incluso se contempla una oferta más constante (en una porción pequeña) de modo que puedan «normalizar» el consumo de estos alimentos como uno más y se reste la ansiedad o deseo que puede surgir de saber que el acceso a estos estará restringido a ciertos momentos (para evitar lo que comentan muchos padres de niños que no se quieren despegar de la mesa de dulces en los cumpleaños puesto que consideran este momento una de sus pocas oportunidades para disfrutarlos...). Podrá depender también de cómo está viviendo cada niño el proceso de aprender sobre estos alimentos.

Por último, es importante mencionar en este sentido que el problema se localiza en los azúcares añadidos a alimentos como la bollería industrial, los cuales reciben múltiples nombres: jarabe de maíz, dextrosa, fructosa, glucosa, sacarosa…, por lo que se aconseja evitar los ultraprocesados y rescatar un patrón de alimentación basado en alimentos mínimamente procesados como verduras y hortalizas, frutas, legumbres…

Y mientras hacemos esto, también podremos:

- Ser un agente de cambio y confiar en tu buena labor: si te invitan a reuniones y es posible contribuir, puedes llevar una rica ensalada o frutas para el postre.
- Utilizar recursos de educación nutricional como libros, documentales, entre otros, para iniciar en casa la conversación sobre la alimentación saludable y formar futuros consumidores responsables y bien informados.

¿CÓMO RECONDUCIR LA ALIMENTACIÓN DE LA FAMILIA SI SENTIMOS QUE NO VA DEL TODO BIEN?

Para instaurar, o en algunos casos recuperar, un buen hábito se requiere de mucha paciencia, perseverancia y constancia.

1) Será recomendable poner el foco en nosotros mismos en lugar de angustiarnos porque el niño no come suficientes verduras y hortalizas o no tiene una dieta tan variada. En estos casos revisaremos primero si les estaremos dando un buen ejemplo y si estamos preparando y ofreciendo estos alimentos de manera que resulten apetecibles, entre otras variables.
2) Incluye al niño en el proceso de compra y preparación

de los alimentos. Id juntos al mercado y anímalo a elegir una verdura u hortaliza que quiera preparar y probar. Permítele lavarla, ayúdale a pelarla o cortarla, déjale elegir el método de cocinado (al vapor, asada...) o que se la coma cruda, y podéis sazonarla juntos. También resulta de utilidad crear un huerto y practicar jardinería (aunque en casa no haya más espacio que para algunas hierbas aromáticas).

3) No caigas en la tentación de esconderlas siempre. Aunque este método nos puede ayudar a lograr nuestro objetivo de incluir verduras y hortalizas en su dieta y que se las coman a gusto, no resultará de mucha utilidad para que aprendan a comerlas en el futuro porque al no verlas en el plato será como si no estuvieran allí. La solución podría pasar por combinar ambas formas: esconderlas en todas las preparaciones que puedas (porque la mayoría de las personas sigue comiendo menos verduras y hortalizas de las necesarias) pero sin olvidar servir verduras y hortalizas como acompañamiento en comidas y cenas. Así, en el momento menos esperado se animarán a probarlas y, mientras ese día llega, disfrutan de doble ración de verduras y hortalizas (la que no se aprecia aunque esté + la que se ofrece claramente).

4) Coloca siempre verduras y hortalizas a la vista y sírvelas en preparaciones apetitosas. Puede ocurrir que algunos niños acepten más verduras y hortalizas si forman parte de una de sus comidas favoritas. Sería el caso, por ejemplo, de agregar pimiento, champiñones, tomate, cebolla, etc., a una pizza o de hacer una salsa de pasta con verduras y hortalizas como calabacín, cebolla y tomate (dejando trozos visibles), o preparar

tortitas con zanahoria, espinacas o remolacha para desayunar, entre otras ideas.

5) Utiliza la creatividad a la hora de preparar los platos. Algunos trucos como utilizar cortadores de galletas para ofrecer formas divertidas, cortarlos en tiritas para hacer figuras o llamar a los brócolis «arbolitos», pueden resultar útiles y animar al niño a probar estos alimentos. Las preparaciones en tamaños «mini» también pueden contribuir para hacer el proceso más divertido. Mientras más divertido sea, más interés despertará y existirá mayor posibilidad de que los acepte.

6) Aprovecha las «buenas influencias» que pueden ejercer otros niños del entorno. Si el niño tiene algún amigo que disfruta al probar nuevos alimentos y comer verduras y hortalizas, invítalo a cenar o comer en casa.

LA IMPORTANCIA DE PROMOVER EN LOS NIÑOS UNA RELACIÓN SALUDABLE CON LA COMIDA

Tal y como lo recoge la Asociación Española de Pediatría, los trastornos del comportamiento alimentario, entre los que podemos mencionar el trastorno por atracón, la anorexia o bulimia nerviosa y otros trastornos no especificados, se consideran alteraciones de salud con importantes repercusiones en el desarrollo biológico, psicológico, social y familiar y aunque suelen aparecer típicamente en la adolescencia (la mayor prevalencia se sitúa entre los catorce y dieciocho años) cada vez resulta más habitual encontrarse con casos, predominantemente de niñas, durante los estadios iniciales de la pubertad.

Además, será importante destacar que entre el 50-67% de las adolescentes (más de la mitad) se muestran insatisfechas con su peso e imagen corporal y la mayoría de ellas ya han efectuado algún régimen restrictivo o conducta compensatoria (reducción de ingesta, ejercicio) antes de llegar a la edad adulta.[6]

Como nuestros comportamientos alimentarios suelen aprenderse a edades muy tempranas y mantenerse a lo largo de la vida se ha de prestar atención al tipo de influencia que como padres estamos ejerciendo en relación con los alimentos y cómo estos son percibidos por los niños, así como a la relación que van creando con su imagen.

Una relación poco saludable con la comida podrá incluir: tener reglas acerca de los alimentos o restricciones (esto solo en «día trampa» o cuando llegue el domingo), controlar los alimentos que forman parte de la dieta como forma de controlar el peso (en lugar de fijarse en mantener buenos hábitos), ignorar las señales de hambre o saciedad (a los que pertenecen las personas del llamado «club del plato limpio», porque no se puede dejar nada en el plato), sentir culpa o vergüenza tras comer, entre otros; mientras que una relación saludable podrá animar al niño a disfrutar de todas las comidas que se ofrecen, sin restricciones (salvo que haya alguna contraindicación médica) y a sentirse conectado con sus señales de hambre y saciedad.[7]

Es por esto que surgen movimientos como el Body Neutrality, que busca aceptar nuestro cuerpo como es, sin juicios, y reconocerlos por sus características y lo que nos aporta más allá de su apariencia. «Promueve que no tenemos que amar nuestro cuerpo siempre y no por ello, nuestro cuerpo merece menos respeto; que la apariencia no determina nuestro valor como persona y que tan solo supone una muy pequeña parte de lo que somos».[8]

Gracias a estas iniciativas se puede educar en la creación o mejora de hábitos de salud como parte del autocuidado y desde la flexibilidad, promoviendo que estos se mantengan en el tiempo.

¿CÓMO PODEMOS AYUDAR A NUESTROS NIÑOS A TENER UNA MEJOR RELACIÓN CON LA COMIDA?

Algunos expertos[9,10,11] nos animan a:

- Eliminar los juicios o la moralización de los alimentos (comida «basura», «buenos o malos alimentos» ...) y de las personas que comen determinados alimentos que no consideramos saludables o sobre los que tenemos algunos prejuicios.
- Evitar el uso de alimentos como premio o castigo o recompensar hechos como comerse todo lo servido o dejar el plato vacío.
- Probar nuevos alimentos y ofrecerlos con frecuencia de modo que puedan aprender a alimentarse tomando en cuenta la variedad de comidas que tendremos disponibles.
- Modelar una alimentación saludable lo mejor que podamos, disfrutar de la comida y practicar el *body neutrality*.
- Enfocarse en hábitos saludables y no en el peso (ni en el propio, evitando comentarios negativos sobre cómo lucimos, ni en el del niño ni en el del resto de personas) para evitar la percepción de que este dato resulta más importante que el resto de las características que poseen nuestros cuerpos o que en este radica nuestro valor. Explicar que preferimos alimentos nutritivos y buenos hábitos por cuidar de nuestro cuerpo y tratarlo con

amor, no para lograr un determinado peso o lucir de una manera determinada.

- Evitar restricciones alimentarias en los niños o prohibirles ciertas comidas (salvo que haya un motivo médico como una alergia o intolerancia alimentaria). Los regímenes de perdida de peso no son apropiados ni suelen crear mejores hábitos y, por el contrario, suelen aumentar el deseo por comer los alimentos prohibidos.
- No comparar lo que comen los niños con respecto a otros niños de su entorno, recordemos que cada uno podrá tener distintas necesidades y brotes de crecimiento en distintos momentos.
- Del mismo modo, no comparar cómo lucen los niños y enseñarles que no existe un «tipo de cuerpo adecuado» y que estos pueden ser de muchas formas y tamaños, por eso también podrá cambiar lo que cada uno come, y así se evita que perciban la presión por ser delgados.
- No hablar de «dietas» o regímenes alimentarios restrictivos en su presencia y evitar idealizar la delgadez.
- Respetar sus señales de hambre y saciedad y sus elecciones alimentarias (recordemos las responsabilidades de cada parte).
- Cocinar juntos y compartir la preparación de los alimentos, así como el disfrute de los mismos en torno a la mesa familiar, manteniendo un ambiente armonioso y creando recuerdos positivos con estos momentos que nos puedan acompañar hasta la vida adulta.

Finalmente, si notamos que nuestro peque está ansioso o angustiado por su peso, denota gran interés por hacer dieta o lucir delgado, o muestra algunas señales de alerta, como decir cosas negativas sobre su cuerpo o el de otros, esconder alimentos o juzgar constantemente las comidas, valdrá la pena consultar con profesionales de la salud (psicólogo infantil, nutricionista, pediatra…) de modo que puedan apoyarnos a abordar esta situación y establecer las mejores estrategias para fomentar una relación saludable con la comida.

> Será importante recordar que los hábitos que se instauran en la infancia acompañarán a los niños hasta la vida adulta, por lo que debemos seguir trabajando para dotarlos de herramientas que les permitan llevar una vida saludable y convertirse en los adultos sanos y felices que esperamos que sean.

6

Ideas prácticas y otros recursos

¿CÓMO CONSTRUIR UN MENÚ SALUDABLE SIN COMPLICARSE?

Para diseñar el menú de cada familia, los dietistas-nutricionistas solemos tener en cuenta sus necesidades, hábitos y preferencias, así como las recomendaciones que emiten distintos organismos internacionales acerca de los alimentos que debemos potenciar, aquellos que será mejor evitar y otros datos de interés para combinarlo todo en una serie de propuestas de preparaciones o alimentos que puedan resultar atractivos, que se puedan llevar a cabo con facilidad (en función de los objetivos y del caso) y que contribuyan a mantener o mejorar los hábitos alimentarios de quienes la conforman.

En muchos casos me encuentro con familias a las que les gusta cocinar y leer acerca de nutrición y alimentación, por lo que disfrutan organizando el menú, preparándolo y compartiéndolo. Otras puede que prefieran un ejemplo de menú establecido en el que no haya que pensar demasiado acerca de los platos que incluir o cómo combinarlos. Para todas ellas, este capítulo contendrá información que podrá resultar de ayuda para alcanzar el objetivo de ofrecer un menú saludable.

FRECUENCIA DE CONSUMO COMO BASE DEL MENÚ SEMANAL

La frecuencia de consumo semanal puede ser una gran herramienta para planificar el menú, de modo que nos oriente acerca de la estructura que podríamos seguir.

Tomando como base el grupo de los alimentos fuente de proteínas (que suelen ser los que tienen mayores restricciones en cuanto a su consumo) tendremos la siguiente frecuencia recomendada:

- Carnes rojas (ternera, cerdo...): una vez por semana o menos.
- Carnes blancas (pollo, pavo, otras aves...): dos-tres veces por semana.
- Pescados: tres-cuatro veces por semana, priorizando el pescado azul.
- Huevos: tres-cuatro veces por semana (podrían ofrecerse a diario).
- Legumbres: al menos tres-cuatro veces por semana (podrían ofrecerse a diario).
- Lácteos: pueden ofrecerse a diario (de no ofrecerlos, sustituir por alimentos ricos en calcio).

Con esto podríamos construir nuestra base del menú, teniendo en cuenta las restricciones por grupo de edad (por ejemplo, evitando ciertas especies de pescado) o el tipo de dieta (omnívora, vegetariana), entre otros aspectos:

	Lunes	Martes	Miércoles	Jueves	Viernes	Sábado	Domingo
Comida	Legumbres	Pollo (carnes blancas)	Pescado	Legumbres	Ternera (carnes rojas)	Pescado	Pollo (carnes blancas)
Cena	Huevos	Legumbres	Pavo (carnes blancas) o huevos	Pescado	Legumbres	Huevos	Queso (lácteos) o legumbres

Nota: Esta es solo una de las muchas propuestas que podrían hacerse. Podrán incluirse también distintas opciones (por ejemplo, huevo o legumbres y derivados como el hummus) en comidas como los desayunos, almuerzos o meriendas.

Para seguir adelante será necesario considerar tanto el triángulo de alimentación[1] saludable como el plato de Harvard[2], que se pueden consultar en:

• Triángulo de la alimentación: https://www.gezondleven.be/themas/voeding/voedingsdriehoek.
• Plato de Harvard: https://www.hsph.harvard.edu/nutritionsource/healthy-eating-plate/translations/spanish/

Algunas de las recomendaciones emitidas en estas guías se recogen en la siguiente ilustración:

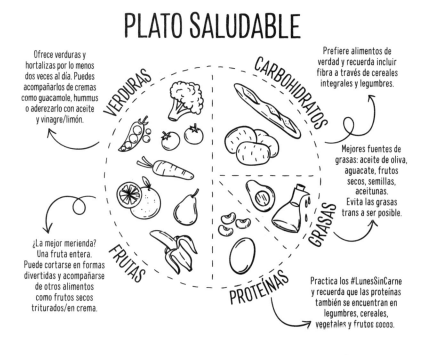

PLATO SALUDABLE

Ofrece verduras y hortalizas por lo menos dos veces al día. Puedes acompañarlos de cremas como guacamole, hummus o aderezarlo con aceite y vinagre/limón.

Prefiere alimentos de verdad y recuerda incluir fibra a través de cereales integrales y legumbres.

Mejores fuentes de grasas: aceite de oliva, aguacate, frutos secos, semillas, aceitunas. Evita las grasas trans a ser posible.

¿La mejor merienda? Una fruta entera. Puede cortarse en formas divertidas y acompañarse de otros alimentos como frutos secos triturados/en crema.

Practica los #LunesSinCarne y recuerda que las proteínas también se encuentran en legumbres, cereales, vegetales y frutos secos.

VERDURAS

CARBOHIDRATOS

GRASAS

FRUTAS

PROTEÍNAS

Fuente: https://www.hsph.harvard.edu/nutritionsource/healthy-eating-plate/translations/spanish/

Y así podremos agregar en nuestro menú todo aquello que falte (frutas, verduras, hortalizas, alimentos que aporten carbohidratos, fuentes de grasas…) para completarlo. La siguiente propuesta puede servir como ejemplo:

	Lunes	Martes	Miércoles	Jueves	Viernes	Sábado	Domingo
Desayuno	Tostadas integrales con tomate rallado y aceite de oliva virgen extra Fruta de temporada	Gachas de avena con manzana y canela	Bocadillo integral con queso fresco y tomate, fruta de temporada	Copos de maíz hinchados con leche entera o bebida vegetal enriquecida con calcio + plátano	Tostadas integrales con hummus y rodajas de pepino + fruta de temporada	Yogur natural o de soja natural + fruta de temporada + frutos secos triturados o semillas	Tortitas de avena con fresas y crema de frutos secos
Almuerzo	Fruta de temporada o verduras u hortalizas, que se podrán acompañar de leche entera o bebida vegetal enriquecida con calcio o yogur natural o de soja natural, o de pan integral con AOVE, entre otras opciones (recogidas en los capítulos 4 y 5)						
Comida	Guiso de lentejas con arroz y ensalada variada	*Fingers* de pollo con mazorca de maíz y guisantes salteados	Salmón a la plancha con quinoa y ensalada variada	Salteado de arroz integral con huevo, tofu ahumado y verduras salteadas	Macarrones boloñesa y ensalada variada	Sardinas al sésamo con arroz basmati y ensalada rallada	Pollo al horno con patatas y verduras de temporada
Merienda	Fruta de temporada o verduras u hortalizas que se podrán acompañar de leche entera o bebida vegetal enriquecida con calcio o yogur natural o de soja natural, o de pan integral con AOVE, entre otras opciones (recogidas en los capítulos 4 y 5)						
Cena	Tortilla de patata y calabacín	Ensalada griega de garbanzos con tomate, pepino, champiñones, aceitunas negras y queso feta (opcional)	Wok de verduras con pavo y tallarines	Lubina al horno con patatas y ensalada variada	Crema de verduras con alubias blancas y picatostes integrales	Revuelto de verduras de temporada con tostadas integrales + AOVE*	Pizza casera con queso y verduras

* AOVE: aceite de oliva virgen extra

Una vez más hay que recordar que este menú recoge simplemente ejemplos que pueden servir de base para construir nuestros propios menús y que no habrá problema alguno si preparamos las gachas con melocotón en lugar de con manzana o con plátano y ofrecemos plátano cuatro días a la semana o si repetimos la crema de verduras con alubias del viernes para la cena del domingo; es recomendable, sin embargo, que haya variedad. El objetivo de diseñar el menú familiar con anticipación es que nos facilite la planificación de la compra y cocinado, nos ahorre tiempo y nos evite improvisar constantemente, pero también ha de ser flexible y amoldarse a nuestras necesidades, que pueden ser cambiantes.

Sobre las ensaladas «variadas», esta sugerencia recoge muchísimas opciones, por lo que podremos aprovecharlas para presentar distintos tipos de verduras y hortalizas o ingredientes y añadir color y variedad. Esta imagen, adaptada de «5 al día»[4], nos puede mostrar cómo:

CÓMO PREPARAR LA ENSALADA PERFECTA

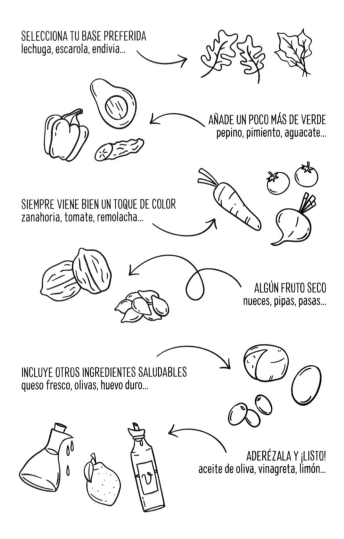

SELECCIONA TU BASE PREFERIDA
lechuga, escarola, endivia...

AÑADE UN POCO MÁS DE VERDE
pepino, pimiento, aguacate...

SIEMPRE VIENE BIEN UN TOQUE DE COLOR
zanahoria, tomate, remolacha...

ALGÚN FRUTO SECO
nueces, pipas, pasas...

INCLUYE OTROS INGREDIENTES SALUDABLES
queso fresco, olivas, huevo duro...

ADERÉZALA Y ¡LISTO!
aceite de oliva, vinagreta, limón...

Finalmente, encantándome las listas tanto como me encantan, dejo en el siguiente listado (a modo de checklist) aquellos aspectos que tomamos en cuenta para ofrecer un menú saludable a nuestros peques:

Objetivo/meta	Nos ponemos en marcha para lograrlo	Logrado
Frutas: • Incluimos al menos una ración de fruta en la mayoría de los desayunos. • Ofrecemos o compartimos fruta en casi todas las meriendas o almuerzos. • A lo largo del día, habremos comido al menos dos-tres raciones de fruta. • Preferimos la fruta entera a en zumos, licuados o triturados.		
Verduras y hortalizas: • Incluimos al menos una ración de verduras u hortalizas en cada comida principal (comida y cena)* • Probamos distintas formas de ofrecerlas para mejorar su aceptación (salteadas, en ensaladas, al horno, en cremas). • Ofrecemos o compartimos hortalizas como tomates cherri o palitos de zanahoria en almuerzo, merienda o desayuno. • Alternamos la oferta de verduras y hortalizas crudas y cocidas. • Acompañamos las verduras y hortalizas con algún aderezo o crema (como hummus) que favorezca su aceptación		

* Aunque nuestro peque no siempre la coma, mantenemos la oferta de este grupo de alimentos en la mesa.

Objetivo/meta	Nos ponemos en marcha para lograrlo	Logrado
• A lo largo del día habremos comido al menos dos raciones de verduras y hortalizas.		
Lácteos (en caso de consumirlos): • Elegimos lácteos sin azúcares añadidos (kéfir, leche entera, yogur natural). • No superamos la oferta de dos-tres raciones al día. • Ofrecemos la leche entera en taza o vasito (progresivamente a partir de los doce meses). • Evitamos los lácteos azucarados como yogures de sabores, petit suisses, leche chocolateada, batidos con fruta o chocolate...		
En caso de no consumir lácteos: • Ofrecemos cada día al menos dos raciones de bebida vegetal (exceptuando la de arroz en menores de seis años) enriquecida con calcio y sin azúcares añadidos o yogur de soja enriquecido con calcio (especialmente en los primeros años). • Ofrecemos cada día alimentos ricos en calcio: crema de almendras o almendras molidas, tahini, garbanzos, edamames o soja.		
Alimentos que aportan proteínas: • Nuestro menú semanal incluye legumbres al menos tres-cuatro veces por semana. • Practicamos los lunes (o algún otro día de la semana) sin carne.		

Objetivo/meta	Nos ponemos en marcha para lograrlo	Logrado
• Alternamos los alimentos que aportan proteínas de origen animal y vegetal cada día. • Preparamos y ofrecemos platos en los que los alimentos de origen animal no resultan predominantes (arroz meloso de verduras y pescado, ensalada de quinoa con pollo...). • Este grupo cubre un cuarto de nuestros platos. • En caso de comer pescado, ofrecemos al menos una-dos veces por semana pescado azul. • Evitamos la oferta de carnes rojas más de dos veces por semana. • Seguimos el consejo de que cuantas menos carnes procesadas (jamón, salchichas, longaniza, salchichón, chorizo), mejor, por lo que estará una vez por semana o menos en nuestro menú.		
Cereales, panes y almidones: • Priorizamos los cereales integrales. • Incluimos una ración de este grupo en cada comida (más necesario en los peques que en los adultos). • Este grupo ocupa un cuarto de nuestros platos. • Variamos los cereales y alternamos su oferta con almidones como patata o boniato.		
Alimentos que aportan grasas: • El aceite de oliva virgen extra (AOVE) es la principal fuente de grasas en casa.		

Objetivo/meta	Nos ponemos en marcha para lograrlo	Logrado
• Ofrecemos otras grasas saludables como aguacate, aceitunas, cremas de frutos secos... • Limitamos los alimentos que aportan grasas poco recomendables como la mantequilla, margarina, queso crema u otros aceites (girasol, maíz). • Incluimos frutos secos (enteros tostados sin sal, molidos o en cremas 100 %) y semillas en nuestra dieta diaria y la de nuestra familia.		
Bebidas: • El agua es la bebida principal que acompaña a comidas y meriendas. • Evitamos o limitamos el consumo y oferta de bebidas azucaradas (refrescos, bebidas energéticas, batidos de sabor a vainilla o chocolate...). • En caso de ofrecer o compartir zumo de frutas (natural, hecho en casa...) lo hacemos de forma ocasional y solemos priorizar la fruta entera.		
Tentempiés: • Si se desea ofrecer otros alimentos en meriendas o almuerzos, además de la fruta, yogur natural o de soja nos apoyamos en preparaciones que eviten el agregado de azúcar, como las galletas de avena con plátano, las tortitas o los bizcochos caseros con fruta. • Si se consumen galletas, bollería u otros productos superfluos, ha de ser de manera ocasional.		

Objetivo/meta	Nos ponemos en marcha para lograrlo	Logrado
Actividad física: • Realizamos alguna actividad física al menos tres veces por semana. • Damos ejemplo siendo activos nosotros también. • Limitamos el uso de pantallas y dispositivos electrónicos para dar paso a alguna actividad que implique moverse (bailar, yoga, ejercicios aeróbicos) y evitar así el sedentarismo.		
Relación con la comida: • Practicamos una alimentación perceptiva en la que nuestro peque come la cantidad que desea. • Compartimos la mesa y cada cual se sirve lo que le apetece (o si el peque es muy pequeño le servimos una cantidad apropiada) y come lo que le apetece de lo servido. • No utilizamos estrategias como presión, coacción, chantaje, premios o castigos en relación con su alimentación. • Evitamos el uso de distractores (televisión, móvil) a la hora de comer. • Evitamos mensajes negativos en torno a la comida (por ejemplo «Esto engorda», «Esto es veneno», «Esto es malísimo»...) o a nuestros cuerpos. • Centramos nuestros esfuerzos en acompañar (intentando evitar los juicios constantes) y disfrutar de las comidas compartidas.		

Recuerda:

- No es necesario completar todos los objetivos recogidos en esta lista, sino que bastará con establecer aquellos prioritarios para cada familia y con que nos pongamos en marcha para alcanzarlos, recordando que la alimentación no suele ser perfecta y que habrá semanas más sencillas y otras más complejas.
- Si tu peque o alguno de los miembros de la familia no tolera algún alimento (gluten, frutas o verduras debido a su contenido de fructosa, legumbres, leche de vaca), siempre podrá sustituirse por otras opciones con ayuda de un dietista-nutricionista.

OTRAS RECOMENDACIONES PARA CASOS ESPECIALES

Cómo añadir proteínas en la dieta infantil

Como hemos visto en el capítulo 3, será recomendable evitar el exceso de proteínas, puesto que la mayoría de los niños suele comer más alimentos proteicos de los necesarios. Pese a esto, también podrá haber algún grupo de niños que rechace constantemente dichos alimentos y en los que alcanzar las necesidades diarias supondrá un reto mayor. En estos casos, podremos añadir proteínas a la dieta de las siguientes formas:[3]

- Agregando queso en una cracker o tostada integral.
- Ofreciendo yogur natural o yogur de soja natural en meriendas y almuerzos o preparando smoothies o helados con estas opciones.

- Agregando frutos secos molidos o semillas en preparaciones, sobre frutas o en el yogur natural o yogur de soja.
- Agregando cremas de frutos secos en tostadas, frutas o smoothies.
- Agregando cremas de legumbres (hummus, crema de tofu...) en recetas o como parte de las meriendas o almuerzos.
- Agregando huevo cocido o rallado en ensaladas y en meriendas o almuerzos.

También podrá ser de ayuda:

- Ofrecer estos alimentos en la comida del día en la que tengan mayor interés.
- Ofrecer en desayunos opciones como revuelto (de huevos o tofu), yogur o yogur de soja, quesos.
- Incluir opciones proteicas en meriendas o almuerzos también para acompañar la fruta u hortalizas: yogur natural/de soja o crema de yogur, queso, hummus de garbanzos o lentejas, paté vegetal (tofu), tortitas (que pueden incluir huevos y leche/bebida de soja), muesli (con frutos secos triturados), batidos o smoothies (con leche/yogur o bebida de soja/yogur de soja...), entre otras.
- Mezclarlas con sus platos preferidos (por ejemplo, pasta con boloñesa/boloñesa de soja o lentejas).
- Incluir legumbres en las cremas de verduras o proteínas en polvo (por ejemplo, proteína aislada de soja, guisantes, cacahuete) en las recetas que así lo permitan (purés, batidos).

Y si comen demasiadas, recordamos:

- Ofrecer carnes, pescados o huevos en una sola de las comidas principales (por ejemplo, en la comida), así en la otra (la cena en este caso) se ofrecerán en su lugar alimentos proteicos de origen vegetal como garbanzos, lentejas, hummus o tofu.
- En caso de repartirlos en dos comidas, elegir preparaciones en las que no suelen presentarse como protagonistas (por ejemplo, wok de verduras con arroz integral y pollo/tofu, tacos con ternera /soja texturizada...).
- Practicar los lunes (o el día de elección) sin carnes.
- Preferir la fruta en almuerzos y meriendas y, de acompañarla con alimentos proteicos, elegir una de estas comidas para ofrecer leche, yogur o queso, entre otros, especialmente en los primeros años.

ALIMENTOS DENSOS

Existen alimentos que, por sus características, resultan más densos que otros (concentran la energía y nutrientes en menor cantidad), por ello, pueden ser un gran apoyo tanto para ofrecer solos como para enriquecer las comidas de nuestros peques, especialmente en los primeros años o cuando tengan menos apetito.

Alimentos que contribuyen a aumentar la ingesta calórica:[4]

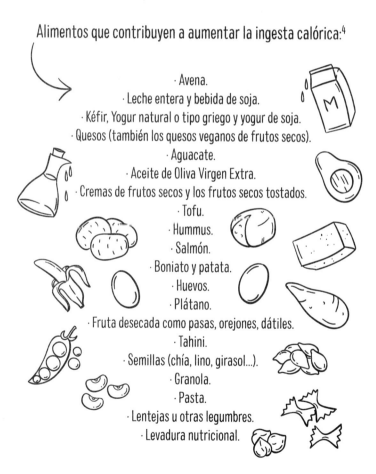

· Avena.
· Leche entera y bebida de soja.
· Kéfir, Yogur natural o tipo griego y yogur de soja.
· Quesos (también los quesos veganos de frutos secos).
· Aguacate.
· Aceite de Oliva Virgen Extra.
· Cremas de frutos secos y los frutos secos tostados.
· Tofu.
· Hummus.
· Salmón.
· Boniato y patata.
· Huevos.
· Plátano.
· Fruta desecada como pasas, orejones, dátiles.
· Tahini.
· Semillas (chía, lino, girasol...).
· Granola.
· Pasta.
· Lentejas u otras legumbres.
· Levadura nutricional.

Consejos:[5, 6]

- Agregar una cucharadita de aceite de oliva virgen extra o semillas o crema de frutos secos en platos como tostadas, ensaladas, avena, purés, cremas y otros.
- Ofrece opciones como yogur natural/de soja o leche/bebida de soja en desayuno y merienda.
- Acompaña la fruta con crema de frutos secos.
- Acompaña hortalizas como los palitos de zanahoria, pimiento y pepino con guacamole o hummus.
- Agrega queso o levadura nutricional en platos como verduras, pastas, arroces…
- Agrega siempre una ración de alimentos ricos en carbohidratos en las comidas principales (arroz, pasta, patatas, boniatos, cuscús).
- Los smoothies o batidos pueden ser interesantes en los casos en los que haya una disminución del apetito, ya que al reducir el contenido de fibra de sus ingredientes facilitan que el peque pueda tomar una mayor cantidad (por ejemplo, yogur griego o de soja con avena en copos, semillas de chía y arándanos).
- Prepara granola casera con fruta desecada (pasitas, dátiles, orejones) + avena + frutos secos triturados.
- Unta el pan de la tostada o bocadillo con dos alimentos densos o ricos en grasas saludables (por ejemplo, AOVE y aguacate).
- Alterna los cereales integrales con cereales refinados (que saciarán menos y podrán comer mayor cantidad).

Qué ocurre si debemos sustituir algún alimento en la dieta

Generalmente tendremos otras alternativas que ofrecer. Así, en caso de no ofrecer lácteos podremos utilizar bebidas vegetales enriquecidas con calcio para preparar recetas o complementar la dieta, o en caso de no comer gluten en casa, podremos utilizar otros alimentos que aporten carbohidratos como arroz integral y derivados de arroz, trigo sarraceno, maíz, yuca, boniato, patata, entre otros.

En caso de no consumir huevos (ya sea por alergia, preferencia o tipo de dieta), tendremos las siguientes opciones que equivalen a un huevo:

- 1 cucharada de semillas de lino licuada en seco + 3 cucharadas de agua = mezcla y espera que espese (aproximadamente 5 minutos).
- 2 cucharadas de harina de coco + 5 cucharadas de agua = mezcla y deja reposar por 5 minutos.
- 1 cucharada de agar agar + 2 cucharadas de agua caliente = mezcla hasta que se disuelva.
- 1 cucharada de semillas de chía + 3 cucharadas de agua = mezcla y deja reposar por 15 minutos.
- ¼ de taza de puré de manzana hecho en casa.
- 2 cucharadas de crema de cacahuete.
- 3 cucharadas de harina de avena + 3 cucharadas de agua = mezcla y deja reposar.
- ½ plátano triturado.

Y así, después del año (porque se debe ofrecer leche materna o fórmula), se podrá sustituir cualquier alimento que se quiera por otras alternativas igual de válidas.

Dependiendo de nuestras actividades diarias, tal vez en muchas ocasiones (tal vez en pocas) no llegaremos a tiempo para cocinar los platos que teníamos pensados en nuestro menú semanal. Para esas ocasiones, será de gran ayuda disponer de algunos básicos en nuestra despensa que nos permitan improvisar una comida o cena saludable de forma rápida y sencilla.

Aunque estos básicos podrán variar de acuerdo con los gustos de cada familia, comparto los míos por si pueden servir de inspiración:

- Pastas de cereales integrales o de legumbres que podrán consumirse como plato principal (por ejemplo, con salsa de tomate y albahaca) o como parte de ensaladas. En minutos tendremos una comida lista.
- Fideos de arroz o tallarines que podremos saltear con las verduras de temporada que tengamos en casa (yo los suelo utilizar para saltear todos los restos de verduras que no hemos utilizado en otros platos, como pimientos, calabacines, brócoli).
- Cuscús integral: en cinco minutos podremos tener lista una ensalada como tabulé a la que podremos agregar perejil, tomate o pepino o, si queremos probar una opción un poco distinta, podremos agregar zumo de naranja, pasas, perejil, pepino y almendras fileteadas. Servimos junto a garbanzos cocidos (que pueden ser de bote sin ningún problema), y cena lista.
- Legumbres de bote para preparar guisos, salteados, cremas o ensaladas.
- Harina de maíz para hacer arepas (un básico en nuestra

casa que se puede preparar y congelar en caso de querer adelantar trabajo).

- Arroz y otros cereales que, aunque tardan un poco más en cocinarse, pueden durar para más de una comida si se conservan correctamente. También podríamos tener en la despensa arroz o pseudocereales como la quinoa precocinados (de vasito) que se pueden calentar y en un minuto estar en el plato.
- Conservas de verduras o pescados de buena calidad: tomate, guisantes, alcachofas, palmitos, pimientos, espárragos, entre otros vegetales y sardinas, atún o bonito, entre otras opciones de pescados o mariscos (en caso de que la familia los consuma). Con las conservas de tomate podremos preparar una salsa de tomate para tomar con pasta o verduras u hortalizas rellenas, entre otras preparaciones.
- Frutos secos y semillas: permitirán enriquecer muchos platos y darles un toque de sabor que los hará más atractivos (por ejemplo, agregar cacahuetes triturados a un salteado de fideos con verduras o semillas de sésamo a una ensalada variada).
- Caldos vegetales envasados para preparar sopas, cremas o guisos con mayor rapidez.
- Pan integral, que se puede congelar para ir utilizando según sea necesario, o tostadas integrales (tipo pan wasa o pan integral tostado). Pueden utilizarse como la fuente de carbohidratos que acompañe a cremas o ensaladas.
- Condimentos y salsas que permitan sazonar nuestros platos: sal, pimienta, especias, zumo de limón, aceites y vinagres o salsa de soja, entre otras, pueden darles un toque distinto a muchos platos (por ejemplo, arroz sal-

teado con huevo y verduras con un toque de salsa sri-
racha o de soja).

Seguro que me dejo muchas opciones que podremos tener
guardadas, que no sean perecederas y sirvan para preparar
comidas en poco tiempo; además, sería ideal si contamos con
alimentos frescos como frutas y verduras o alimentos proteicos de buena calidad con los que podamos combinar estos
platos, por lo que mi invitación es que desde este punto de
partida construyas tu propia lista y equipes tu despensa.

CENAS CONTRARRELOJ

Entre las peticiones más habituales, cuando pregunto en consulta o en redes sociales de qué manera puedo ayudar a promover una alimentación saludable en casa, se encuentra la de
compartir ideas de cenas rápidas. Entiendo que solemos llegar
a esta hora con menos energía y que pensar cada día en qué
plato preparar suele convertirse para muchas personas en una
carga mental que sería preferible delegar.

Esperando ayudar en este aspecto, encontrarás a continuación algunas ideas de comidas que se pueden preparar en cinco
o quince minutos con ingredientes sencillos y poca elaboración:

- Ensaladas completas, con verduras u hortalizas + carbohidratos + alimentos proteicos, por ejemplo:
    - Lechuga, tomate, maíz y atún.
    - Tomate, alubias blancas, sardinas, aguacate y acei-
      tunas negras.
    - Garbanzos, zanahoria rallada, pepino, pimiento
      verde y aceitunas.

- Col rallada, zanahoria rallada, yogur natural y pasas.
- Brotes verdes con pollo, nueces trituradas y arándanos desecados.
- Lechugas, queso de cabra con manzana verde o pera y nueces trituradas.
- Mozzarella con tomate y albahaca.
- ...

- Pastas en ensalada o salteadas con tomates cherri o servidas con pesto o salsa (si ya tenemos esta previamente hecha).
- Tabulé de cuscús o quinoa (precocinada).
- Tortilla francesa (con pan y ensalada de tomate) o revueltos de verduras con tostadas con AOVE.
- Arroz a la cubana (teniendo salsa de tomate preparada, incluso el arroz podría ser precocinado y en casa solo calentaríamos los ingredientes y prepararíamos los huevos).
- Poke preparado con base de arroz integral o quinoa (precocinados), tofu marinado o atún en lata, edamames (pueden ser de lata), aguacate y pepino.
- Bocadillo integral con el relleno de preferencia: queso con tomate, atún con verduras u hortalizas, tortilla francesa con tomate rallado o aguacate, entre muchas otras combinaciones.

7

Alimentación basada en plantas para toda la familia

La alimentación basada en plantas cada día cuenta con más adeptos y en consulta he tenido la suerte de acompañar a familias que la practican desde el embarazo hasta que sus hijos son ya adolescentes.

A pesar de que actualmente resulta más sencillo llevar a cabo una alimentación basada en plantas, puesto que contamos con más información y se conoce más sobre ello en los distintos ámbitos sanitarios, aún persisten numerosos mitos acerca de esta opción dietética.

Por esta razón he querido dedicar este capítulo a todas las familias que desean poner en práctica y ofrecer una alimentación a base de plantas en sus hogares.

Nota importante: la información recogida en este capítulo tiene un carácter orientativo y no debe sustituir en ningún caso la realización de una consulta con un dietista-nutricionista que, tomando en cuenta las particularidades de cada familia, podrá emitir las recomendaciones necesarias para poner en marcha una dieta basada en plantas tanto en niños como en adultos de manera segura y saludable.

¿QUÉ ES UNA ALIMENTACIÓN BASADA EN PLANTAS?

Es aquella fundamentada en alimentos de origen vegetal con pocos o ningún ingrediente de origen animal.[1]

Existen diversas interpretaciones de lo que podría ser una dieta basada en plantas: las que admiten pequeñas cantidades de carne o pescado, las que solo incluyen pescado o lácteos o huevos o las que únicamente admiten verduras, hortalizas, cereales, legumbres, frutos secos, semillas y frutas.

Dentro de las opciones que engloba esta definición, aunque todas se basarán en plantas, hay diferentes variedades:

- Alimentación flexitariana (o semivegetariana): incluye algo de carne, aves, pescados, mariscos, huevos o lácteos. Son los que algunos conocen como pesco-vegetarianos o pescetarianos si incluye pescado, o pollotarianos si incluye pollo.
- Alimentación vegetariana: incluye huevos, lácteos, ambos o ninguno. Así, puede ser ovovegetariana (OV), lactovegetariana (LV), ovolactovegetariana (OLV) o vegetariana estricta (VE) (se diferencia de la dieta vegana en que solo se limita a la alimentación).

- Alimentación vegana: excluye alimentos de origen animal (incluyendo la miel); asimismo, en su filosofía la exclusión abarca también ropa, calzado u otros productos de la explotación animal.

	Flexitariana	OLV	LV	OV	VE	Vegana
Carnes y aves	✓	✗	✗	✗	✗	✗
Pescados y mariscos	✓	✗	✗	✗	✗	✗
Huevos	✓	✓	✗	✓	✗	✗
Lácteos	✓	✓	✓	✗	✗	✗
Miel	✓	✓	✓	✓	✗	✗
Ropa, calzado, productos derivados de la explotación animal	✓	✓	✓	✓	✓	✗
Aceites y frutos secos	✓	✓	✓	✓	✓	✓
Legumbres	✓	✓	✓	✓	✓	✓
Frutas y verduras	✓	✓	✓	✓	✓	✓
Cereales y derivados (pasta, pan...)	✓	✓	✓	✓	✓	✓

Podríamos mencionar también aquí, aunque en menor medida, la alimentación reducetariana, que se basa en «comer menos carne (carnes rojas, aves de corral, pescados y mariscos), así como menos productos lácteos y menos huevos, sin importar el grado o la motivación»,[2] ya sea de forma permanente o como transición hacia el vegetarianismo. No compartiría necesariamente la premisa de estar basada en plantas, pero podría ser un camino para llegar a ella.

También habrá que destacar otros tipos de alimentación que pueden basarse en plantas, aunque extremadamente restrictivos, como la alimentación macrobiótica, la frugívora o la crudivegana. Se han asociado a mayores riesgos y deterioro en el crecimiento, por lo que no pueden ser avaladas ni recomendadas para niños y adolescentes.

Los motivos para seguir una dieta basada en plantas pueden ser muy variados, pero sobresalen el bienestar animal, beneficios para la salud (como reducir el riesgo de diabetes tipo 2, hipertensión, enfermedad cardiovascular y algunos tipos de cáncer), la ética o la sostenibilidad, entre otros, o una combinación de varios de ellos.

Una dieta basada en plantas puede resultar en una variedad de platos nutritivos, sabrosos y económicos y puede ser practicada en cualquier etapa de la vida, siempre que se planifique adecuadamente.

¿Es posible seguir una alimentación basada en plantas desde el embarazo?

Sí, solo habrá que prestar atención (del mismo modo que ocurriría en la alimentación de una madre omnívora) a que la dieta esté adecuadamente planificada y que cubra las necesidades de energía y nutrientes que requiere esta etapa.

Al igual que en el caso de cualquier otra madre embarazada, se recomendará:

- Seguir una dieta saludable, rica en frutas y verduras, legumbres, frutos secos y semillas, otras grasas saludables y cereales, preferiblemente integrales.
- Tomar un suplemento que aporte 200 mcg/día de yodo (además del consumo de 5 g/día de sal yodada, aproximadamente 1 cucharadita de café).
- Tomar un suplemento de ácido fólico que aporte 400 mcg/día, a ser posible desde antes de la concepción.
- Garantizar la ingesta de calcio por medio de diversas fuentes alimentarias (lácteos o bebidas vegetales enriquecidas, entre otros alimentos recogidos en el capítulo 8).
- Asegurarse de cubrir sus necesidades de vitamina D: dependiendo de las circunstancias de cada madre, podría bastar con la exposición diaria al sol, pero en algunos otros casos se tendrá que recurrir a suplementos de vitamina D (que podrá ser de origen animal o vegetal; en el caso de madres vegetarianas, habrá que indicar el segundo).
- Tomar solo algún suplemento adicional si la ginecóloga o matrona lo considerasen oportuno en función de sus analíticas.
- Asegurar la correcta higiene y manipulación de alimentos para minimizar cualquier riesgo de toxiinfección alimentaria.
- Practicar hábitos saludables como los recogidos en el capítulo 1.

En caso de un embarazo en una mujer vegetariana, será aconsejable:

- Asegurar un suplemento de vitamina B_{12} en forma de cianocobalamina (aunque algún otro suplemento diario pueda aportar una pequeña cantidad de la misma) que pueda cubrir las necesidades de esta etapa.

- Garantizar la ingesta de ácidos grasos poliinsaturados, hierro, zinc y demás nutrientes por medio de sus fuentes alimentarias (que veremos en breve).
- En caso de que sea necesario, suplementar con ácidos grasos omega-3 que provengan de microalgas.

Si se aplican estos consejos, el resultado será satisfactorio, pero, aun así, es conveniente recibir orientación.

En caso de que tras el parto se ofrezca lactancia materna, la madre deberá:

- Mantener la suplementación con yodo (200 mcg/día).
- Mantener la suplementación con vitamina B_{12} (2.000 mcg/semana repartidos en dos dosis de 1.000 mcg/semana o 50-100 mcg/día).

Lactancia vegetariana o vegana

Desde hace algunos años disponemos de evidencias suficientes que nos indican que es posible seguir una dieta vegetariana o vegana desde el nacimiento (o incluso antes, como hemos visto), y que los niños alimentados con leche materna de madres veganas muestran un crecimiento y desarrollo normales.[3]

Una de las primeras entidades en posicionarse al respecto fue la Academia Americana de Dietética (ADA), que declara: «La postura de la Asociación Americana de Dietética es que las dietas vegetarianas adecuadamente planificadas (incluidas las dietas totalmente vegetarianas o veganas) son saludables, nutricionalmente adecuadas, y pueden proporcionar beneficios para la salud en la prevención y en el tratamiento de ciertas enfermedades. Las dietas vegetarianas bien planificadas son apropiadas para todas las etapas del ciclo vital, incluido el embarazo, la lactancia, la infancia, la niñez y la adolescencia, así como para los atletas».[4]

Dicho esto, tal como ocurre en los niños omnívoros, la principal fuente de nutrientes en los menores de doce meses ha de ser la leche materna o la fórmula de inicio, que en este caso podría ser fórmula a base de hidrolizado de proteínas vegetales como soja o arroz. Debe alertarse de que algunas de las alternativas presentes en el mercado no suelen ser totalmente vegetarianas (porque la vitamina D que aportan puede ser de origen animal) y destacar que existen algunas opciones totalmente veganas que podrían ser de ayuda para las familias que así lo prefieran o necesiten.

Será importante advertir que no han de ser consumidas en ningún caso las bebidas vegetales (como bebida de soja, avena, arroz, leche de almendras…) ni las preparaciones caseras como sustituto de la fórmula infantil, ya que carecen del aporte de nutrientes necesarios para esta etapa y podrán poner en riesgo la salud del bebé.

En las madres de bebés alimentados con lactancia materna exclusiva estará indicado un suplemento de vitamina B_{12} y, de no incluirlo en su dieta, ha de incluirse en la del bebé desde el nacimiento. En el caso de recibir fórmula, la suplementación con esta vitamina ha de coincidir con el inicio de la alimentación complementaria.

Asimismo, de recibir lactancia materna exclusiva, habrá de ofrecerse un suplemento con vitamina D (400 UI/día) que también será recomendable para el resto de los niños, indistintamente del tipo de dieta que sigan sus madres, con la particularidad de que la mayoría de los suplementos de vitamina D$_3$ suelen ser de origen animal (provienen de la lanolina de oveja o del pescado), por lo que habrá que prescribirse un suplemento de origen vegetal (proveniente de líquenes) para poder cubrir la necesidad de esta vitamina.

ALIMENTACIÓN COMPLEMENTARIA CON DIETA BASADA EN PLANTAS (TANTO PARA BLW COMO PARA TRITURADOS)

El inicio de la alimentación complementaria (AC) se llevará a cabo de la misma manera que en los bebés omnívoros: sustituyendo los alimentos de origen animal por alternativas de origen vegetal y prestando atención a algunos nutrientes clave y sus fuentes alimentarias para asegurar su presencia en la dieta desde las primeras semanas.

Una vez que se provean otros alimentos distintos de la leche materna o fórmula, podrán ofrecerse fuentes de proteínas como los lácteos en pequeñas cantidades (yogur o quesos) o los huevos (en caso de que la familia los consuma), la soja y derivados (tofu, yogur de soja, tempeh o soja texturizada), el resto de las legumbres (garbanzos, lentejas, alubias…), el seitán, los frutos secos en crema y los cereales (arroz, avena, pasta, pan…).

Si se practica el BLW (esto es, iniciar la alimentación complementaria del niño con alimentos del tamaño y textura adecuados para comer por sí mismo), se podrá ofrecer el tofu a la plancha o al horno en trozos largos, las legumbres a modo de hamburguesitas, purés o cremas (como hummus) o salsas (boloñesa de soja, por ejemplo), entre otras ideas que faciliten que el bebé pueda comer estos alimentos con la mano o con la ayuda de una precuchara. En caso de ofrecer papillas o purés, bastará con triturarlo todo (dejando progresivamente un poco más de textura en el puré hasta hacer que el bebé empiece a probar sólidos) y combinarlo progresivamente con otros alimentos que aporten carbohidratos y grasas saludables, así como con frutas, verduras y hortalizas.

Al igual que en la lactancia y en el resto de la infancia y la adolescencia, siempre que la dieta basada en plantas esté bien planificada, será capaz de satisfacer las necesidades de crecimiento y desarrollo de niños y adolescentes.

Consejos para poner en marcha la alimentación complementaria con dieta basada en plantas:

- La lactancia (materna o con fórmula), seguirá siendo la principal fuente de nutrientes hasta los doce meses, por lo que debe seguir teniendo prioridad y se ofrecerá antes de cada comida.
- Tanto si la familia sigue un patrón flexitariano como vegetariano o vegano, será recomendable dar un suplemento de vitamina B_{12} al bebé desde el inicio de la alimentación complementaria (aunque algunas fuentes establecen un rango de entre seis y ocho meses o cuando hagan menos de cinco tomas de leche materna o tres de fórmula infantil), mas teniendo en cuenta su seguridad (no existe toxicidad descrita) y las necesidades de esta etapa, sería aconsejable iniciar la suplementación cuando se inicie la oferta de alimentos complementarios (las dosis se recogen más adelante, en el apartado acerca de esta vitamina).
- Se deben incluir alimentos ricos en hierro vegetal (ver apartado sobre el hierro) desde el inicio de la alimentación complementaria y, a medida que se vayan proban-

do distintos alimentos, se irán combinando con alimentos ricos en vitamina C para favorecer la absorción de este mineral. En España no se aconseja la suplementación de hierro de forma sistemática; además, la prevalencia de anemia en niños vegetarianos es similar a la de niños omnívoros, por lo que la oferta de las fuentes alimentarias de este mineral podría ser suficiente. En algunos casos especiales (niños nacidos pretérmino, antecedentes de anemia) puede que se requiera suplementación, que será pautada por el pediatra.

- También se han de ofrecer fuentes de grasas saludables desde las primeras semanas, probando cremas de frutos secos o semillas (como tahini), aguacate, aceite de oliva virgen extra o aceite de lino, entre otros, que ayudarán a cubrir las necesidades de energía. Con el propósito de cubrir las demandas de ácidos grasos omega 3, ofreceremos aceite de lino o semillas de lino o chía o nueces molidas junto a las comidas (una vez que se descarte la aparición de alergias alimentarias a estos alimentos).

- Respecto a la oferta de cereales integrales o refinados (arroz blanco, pasta blanca, pan blanco), podrá depender de cada caso ya que, en ocasiones, podrá sugerirse comenzar con cereales integrales desde los seis meses en adelante, mientras que en aquellas en las que se quiera ofrecer un menú más denso o favorecer la tolerancia, podrá iniciarse con cereales refinados y avanzar progresivamente hacia cereales integrales a los nueve o doce meses. En la dieta vegetariana se suele contar con un aporte elevado de fibra, por lo que algunas fuentes recomiendan iniciar con cereales refinados y progresar hacia integrales tras los doce meses.[5]

- Se recomienda la utilización de distintas técnicas culinarias como el remojo de cereales o legumbres, el molido de semillas y frutos secos, el fermentado de panes o las cocciones lentas, entre otras, para favorecer la absorción de los nutrientes presentes en los alimentos.

- Será importante conocer que al no existir mayor incidencia de deficiencias nutricionales en familias vegetarianas que siguen una dieta adecuada, no está justificado el uso rutinario de analíticas para «saber si va todo bien». Solo se deberían solicitar, como ocurriría en el caso de un niño omnívoro, en caso de notar que algo no va de acuerdo con lo esperado (detención de crecimiento o marcada inapetencia, por ejemplo).

Aunque los primeros días se irán probando alimentos uno a uno, progresivamente se podrá ofrecer un plato completo (entre los diez-doce meses según la progresión de cada niño), lo que, en el caso de las familias vegetarianas, podrá verse así:

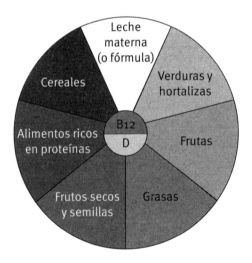

Fuente: VegPlate Junior[6]

Suele ser recomendable, tanto en caso de necesitar apoyo en la elaboración del menú diario o semanal como en la valoración y orientación de niños vegetarianos, acudir a un dietista-nutricionista al inicio de la alimentación complementaria, ya que este profesional podrá compartir contigo información ajustada a tu familia y apoyarte en la tarea de practicar y ofrecer una alimentación basada en plantas adecuadamente planificada, que asegure las necesidades de crecimiento y desarrollo de tu peque.

ALIMENTACIÓN BASADA EN PLANTAS DESPUÉS DEL AÑO

En esta etapa el niño será capaz de comer mayor volumen y variedad que a los seis-ocho meses, por lo que podrá plantearse una dieta basada en plantas en la que se ofrezcan los nutrientes necesarios a partir de diversas fuentes alimentarias.

Será importante prestar atención a la densidad de la dieta y al aporte de fibra, especialmente en la primera infancia, ya que, de aportar gran cantidad de fibra (presente en verduras, hortalizas, legumbres, cereales, frutas, frutos secos y semillas), el niño podría saciarse antes de alcanzar la cantidad de calorías necesarias para cubrir sus demandas, puesto que sus estómagos son aún pequeños. Para subsanar esto, podremos agregar alimentos densos (los encontrarás en el capítulo 6) o reducir la cantidad de fibra de la dieta por medio de preparaciones como triturados y licuados, entre otras estrategias.

En la infancia también será recomendable fraccionar las comidas, de modo que se incluyan meriendas y almuerzos nutritivos que puedan ser de ayuda para cubrir las necesidades diarias.

En caso de que el niño sea flexitariano, ovolactovegetariano o lactovegetariano podrá tomar leche de vaca y derivados, mientras que en el resto de las opciones podrá ofrecerse bebida de soja enriquecida con calcio, a ser posible, con vitaminas D y B_{12} u otras alternativas, de acuerdo con las necesidades de cada familia.

A partir de este momento, la alimentación será similar a la del resto de la familia, y podría basarse en el modelo del plato conocido como VegPlate Junior:

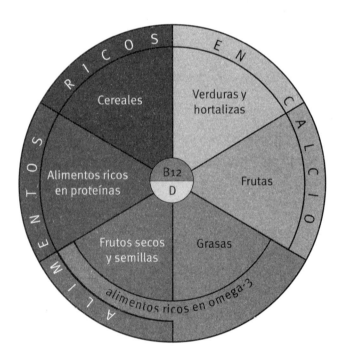

También será de apoyo para la planificación semanal, tomar en cuenta las recomendaciones comparti-
das por la Unión Vegetariana Española[7,8] que puedes
consultar en ‹https://unionvegetariana.org/pirami-
de-de-la-alimentacion-vegana/› y en ‹https://union-
vegetariana.org/piramide-de-la-alimentacion-vege-
tariana/›.

Al igual que en el caso de los niños mayores de seis meses, será
necesario suplementar la vitamina B_{12} y, en algunos casos, se
podrá mantener la suplementación de vitamina D (en caso de
que no se disponga de acceso a la luz solar). El resto de los
nutrientes necesarios podrán ser cubiertos por medio de distintas fuentes alimentarias. Hablaremos de ellas a continuación.

ALIMENTOS ESENCIALES PARA NIÑOS QUE PRACTICAN UNA ALIMENTACIÓN BASADA EN PLANTAS

¿De dónde se obtienen las proteínas?

Una de las principales dudas que suelen surgir cuando se de-
cide seguir una dieta vegana o reducir el consumo de proteínas de origen animal es «¿A partir de qué alimentos podremos
obtener las proteínas necesarias si ya no comeremos carne?»,
dado que, aun con toda la información a la que tenemos acceso hoy en día, muchas personas siguen pensando que no es
posible mantenerse saludable si no incluimos alimentos de
origen animal en nuestra dieta.

Para dar respuesta a esta interrogante revisaremos las fuentes de proteínas vegetales a las que podremos recurrir para mantener un buen estado de salud y para lograr un adecuado crecimiento y desarrollo en los más pequeños de la casa.

- Legumbres: las lentejas, las alubias, los garbanzos y la soja son excelentes fuentes de proteínas y de fibra, además de aportar nutrientes como el calcio y el hierro, por lo que serán un gran apoyo en la dieta vegetariana o vegana o en los platos de quienes practican el lunes sin carne. Podremos utilizarlas para preparar sopas, cremas (como el hummus), guisos, purés, ensaladas y otros platos como el falafel o las hamburguesas vegetales.
- Soja y derivados: en este grupo podremos encontrar el edamame, que son vainas de soja inmaduras que se cocinan y se sirven con una pizca de sal yodada; el tofu, cuya textura puede ser similar a la del queso fresco y puede marinarse y cocinarse con distintos aderezos que le aportarán distintos sabores, lo que lo hace muy versátil y permite que se utilice en gran variedad de recetas; el tempeh, que proviene de la fermentación de la soja; el yogur de soja; la soja texturizada; el miso y el natto, estos últimos menos frecuentes en nuestro entorno y derivados de la fermentación de las semillas de soja.
- Seitán: se obtiene del gluten del trigo y se puede preparar, por ejemplo, estofado, rebozado, a la plancha o salteado con vegetales. Resulta menos interesante a nivel nutricional que el resto de las alternativas, pero podrá ser utilizado igualmente, aunque será recomendable que con menor frecuencia.

- Frutos secos: podrán ofrecerse en cremas (desde los seis meses) y untarlas en frutas o tostadas o fundirlas junto a un plato de avena; también se pueden moler y agregar a preparaciones. Al igual que las semillas, son excelentes fuentes de grasas saludables.
- Verduras y hortalizas: aunque todos aportan proteínas, encontraremos una mayor cantidad en las espinacas, los guisantes, el brócoli y las coles.
- Semillas: podremos agregarlas en numerosos platos. Las semillas de sésamo, cáñamo, lino, calabaza, girasol, amapola y chía nos ayudarán a incrementar el aporte proteico de nuestros platos aportándonos también ácidos grasos esenciales, vitaminas y minerales.
- Quinoa: es un pseudocereal con grandes propiedades nutricionales, entre las que destaca su elevado aporte proteico. Puede servir de base para platos con verduras o como acompañante para ensaladas y legumbres. Por otra parte, si la combinamos con una bebida vegetal, fruta y frutos secos triturados tendremos un delicioso plato de desayuno.
- Cereales: a pesar de que se asocian principalmente con los hidratos de carbono, el maíz, el arroz, el trigo, la avena, el centeno, la cebada y el mijo también contienen y aportan proteínas. Será preferible elegir cereales integrales frente a los refinados.

Algunas de estas opciones podrán aportar proteínas completas como la soja, los garbanzos, la quinoa, los pistachos, entre algunas otras. Asimismo, podremos combinar distintas fuentes proteicas con la finalidad de cubrir las necesidades de aminoácidos esenciales.

¿Cómo combinamos las proteínas?

- Legumbres + cereales, por ejemplo: lentejas con arroz, tortillas de maíz rellenas de alubias o soja texturizada, pasta con boloñesa de soja, bebida de soja o yogur de soja con cereales…
- Legumbres + frutos secos, por ejemplo: tallarines con tofu y cacahuetes triturados, falafel con almendras molidas…
- Cereales + frutos secos, por ejemplo: cuscús con almendras, arroz con anacardos, galletas de avena…

Como se puede observar, las opciones de combinación son numerosas; además, a todos estos platos les podremos añadir semillas (sésamo, lino, girasol, calabaza…) que también contienen proteínas, aunque en menor cantidad.

No será necesario combinar alimentos en cada comida y será suficiente con llevar una dieta variada que incluya alimentos de todos los grupos a lo largo del día.

¿Y las grasas, especialmente los ácidos grasos omega-3?

Las grasas podrán provenir de muchos alimentos de origen vegetal (aguacate, aceitunas, frutos secos y semillas) y, al igual que se suele recomendar en otros patrones dietéticos como el mediterráneo, se ha de priorizar el aceite de oliva virgen extra con respecto a otras opciones como fuente principal de grasa, para preparar platos y aderezar ensaladas.

Los ácidos grasos omega-6 (como el ácido linoleico que se considera esencial para la dieta) se cubrirán fácilmente a partir de diversas fuentes vegetales como cereales integrales, soja, frutos secos y semillas, por lo que no habrá que hacer mayor esfuerzo que el de llevar a cabo una alimentación saludable que incluya estos grupos de alimentos.

Respecto a los ácidos grasos omega-3 (ácido eicosapentanoico o EPA y docosahexanoico o DHA), se sabe que su principal fuente alimentaria es el pescado azul o graso; sin embargo, podremos obtenerlos o sintetizarlos a través de otras vías en caso de seguir una dieta vegetariana o vegana.

También resultará relevante conocer que «los niños vegetarianos (nacidos de madres vegetarianas) no experimentan un deterioro en el desarrollo visual o mental y los adultos vegetarianos tienen, de hecho, un menor riesgo de enfermedad cardiovascular».[9] Esta afirmación está sustentada por otros estudios que defienden la posibilidad de cubrir las necesidades de estos nutrientes practicando una alimentación vegetariana o vegana.

Aun no teniendo disponibilidad de fuentes alimentarias de ácidos grasos omega-3 (algunas algas podrían aportarlos y las podremos encontrar en forma de suplementos), nuestros cuerpos y los de nuestros peques podrán sintetizarlos transformando un ácido precursor, el ácido linolénico (ALA), en los ácidos grasos esenciales. Este precursor sí que estará disponible en diversas fuentes vegetales.

Así, para obtener suficiente DHA y EPA a través de la dieta vegetariana o vegana, se aconsejará que:

- Se priorice el aceite de oliva virgen extra como fuente de grasa principal en casa, no solo por los beneficios que esto aportará a la dieta en general, sino porque, además, no interferirá con la conversión de ALA en EPA y DHA, algo que sí podrán hacer los aceites de semillas ricas en grasas omega-6 como el aceite de maíz o girasol.

- Se ofrezcan diariamente alimentos que puedan cubrir las necesidades de ALA para promover una adecuada síntesis de omega-3. Las necesidades diarias mínimas serían:

  - 6-12 meses: 0,5 g/día
  - 1 a 3 años: 0,7 g/día
  - 4 a 8 años: 0,9 g/día
  - 9 a 13 años: 1-1,2 g/día
  - Mayores de 13 años y adultos: 1,1-1,6 g/día

  En vista de que la conversión de ALA a DHA no siempre resulta tan eficiente, se aconseja redondear los valores propuestos al alza y cubrir 1 g/día desde los seis meses hasta los tres años y 1,5-2 g/día entre los cuatro y los trece años para finalmente asegurar entre 2,2-2,5 g/día a partir de esta edad.

  Podremos obtener 1 g de ALA a partir de: tres o cuatro nueces, una cucharadita (5 ml) de aceite de lino, lino molido o semillas de chía y una cucharada sopera (10-15 ml) de aceite de colza, soja, nuez o cáñamo.

De no querer o poder ofrecer o consumir las fuentes alimentarias de ALA, se podrá incluir un suplemento de DHA (a partir de microalgas), en cuyo caso se ofrecerán 100 mg/día para niños de entre seis meses y dos años y 250 mg/día a partir de esta edad.

Vitaminas y minerales a los que prestar atención y sus fuentes alimentarias

Vitamina B$_{12}$

El suplemento de vitamina B$_{12}$ es seguro y fácil de administrar. En la infancia esta vitamina es fundamental para un correcto desarrollo. En lugar de esperar hasta que pueda existir riesgo de déficit al reducir el aporte de esta vitamina a través de fuentes alimentarias, se ha de suplementar para evitar riesgos y garantizar su aporte constante.

La recomendación habitual es suplementar desde los seis meses a todos los lactantes vegetarianos (indistintamente si toman lactancia materna o fórmula), ya que a partir de este momento algunos peques tomarán menores cantidades de leche materna/fórmula en favor de alimentos que van probando (por ejemplo, pan, plátano, brócoli...) por lo que, por seguridad, cubriremos la vitamina B$_{12}$ igualmente a partir del inicio de la alimentación complementaria.

En menores de seis meses, tanto si se alimentan de leche materna (en la que se suplementa a la madre con vitamina B$_{12}$), de fórmula o mixta, no suele ser necesario suplementar al bebé en vista de que su único alimento es rico en B$_{12}$ (leche materna/fórmula). Solo se suplementaría en caso de que recibiera leche materna de una madre que no se suplementa ni quiera suplementarse; entonces, tendría que recibir el suplemento directamente el bebé.

A pesar de que existen alimentos enriquecidos, como algunas marcas de bebidas vegetales, extractos de levaduras y algunos otros menos recomendables como los cereales de desayuno o los productos sustitutos de derivados cárnicos (salchichas, hamburguesas veganas…), **se recomienda la suplementación de vitamina B$_{12}$ (en forma de cianocobalamina) como la forma más segura de obtener las cantidades adecuadas.**

Existen suplementos en gotas muy fáciles de administrar a los niños. Las dosis y opciones de suplementación son las siguientes:

Edad	Recomendaciones		Dosis para alcanzar las recomendaciones (IOM/EFSA)					
	IOM µg	EFSA µg	3 al día µg	2 al día µg	1 al día µg	3 por semana µg	2 por semana µg	1 por semana µg
6 meses	0,4	ninguna	0,2/ ninguna	0,2/ ninguna	0,4/ ninguna			
7-11 meses	0,5	1,5	0,2/0,5	0,3/1,0	0,5/1,0			
1-3 años	0,9	1,5	0,3/0,5	0,5/1,0	0,9/10			
4-6 años	1,1	1,5	0,4/0,5	0,6/1,0	1,4/10	100/500	500/1.000	1.000/2.500
7-8 años	1,2	2,0	0,4/0,7	0,6/1,4	1,5/50	100/500	500/1.000	1.000/2.500
9-10 años	1,5	2,5	0,5/0,8	0,8/1,8	2/50	250/500	500/1.000	1.000/2.500
11-13 años	1,8	3,0	0,6/1,0	0,9/2	5/50	250/500	500/1.000	1.000/2.500
14 años	2,4	3,5	0,8/1,2	1,2/5	5/100	250/1.000	500/1.000	1.250/2.500
≥15 años	2,4	4,0	0,8/1,3	1,2/5	5/100	250/1.000	500/1.250	1.250/2.500
Embarazo	2,6	4,5	0,9/1,5	1,3/5	10/250			
Lactancia	2,8	5,0	1,0/1,7	1,4/5	10/250			

Fuente: Adaptación realizada por la Unión Vegetariana Española, a partir de la tabla de recomendaciones de suplementación actualizada (<https://veganhealth.org/vitamin-b12-recommendations-updated/>), de Jack Norris, RD

En niños de entre seis meses y tres años la recomendación tiende a suplementar a diario, e incluso varias veces al día; no obstante, sería posible establecer una pauta de suplementación semanal o que contemple la opción de ofrecer el suplemento dos veces por semana, debido a que existen pocos estudios acerca de la pauta óptima de suplementación y la experiencia clínica ha demostrado que suele ser suficiente para un adecuado mantenimiento de esta vitamina. Por ello, será frecuente que el profesional de la salud pueda pautar dos dosis por semana de 200 mcg/día en niños de seis a doce meses (lo que cubriría los 400 mcg/semana recomendados) o de 375 mcg/día en niños de uno a tres años (que cubrirían 750 mcg/semana).

Hierro

Resulta habitual que muchas personas e incluso muchos profesionales asocien ingesta de hierro a carnes o fuentes de origen animal, y aunque es cierto que el tipo de hierro que contienen estas fuentes (hierro hem) podría estar más disponible y absorberse con mayor facilidad, en ningún caso implicaría que no es posible cubrir las demandas de este a partir de alimentos de origen vegetal (que contienen hierro no hemo).

Es conocido que podremos favorecer la absorción del hierro presente en alimentos de origen vegetal a través de la aplicación de técnicas culinarias (como la fermentación lenta del pan, el remojo de legumbres o el triturado de estas) que contribuyen a reducir la presencia de fitatos (inhiben la absorción del hierro) y a través de la combinación de alimentos que sean fuente de hierro vegetal junto con alimentos ricos en vitamina C, por lo que se ha de aconsejar a las familias la puesta en marcha de ambas estrategias. Recordaremos que la prevalencia de anemia ferropénica es similar en niños vegetarianos y omnívoros, por lo que solo suele aconsejarse la suplementación con este mineral en caso de que exista un diagnóstico de anemia u otras alteraciones que puedan justificarla, y se emplearán las dosis y el formato que indique el pediatra.

En la siguiente tabla podremos encontrar las fuentes alimentarias de hierro no hemo y vitamina C (veremos más en el capítulo 8), además de los factores que facilitan u obstaculizan la absorción del hierro:

Alimentos ricos en hierro:

• Legumbres
• Cereales integrales (avena en copos, arroz, pasta....)*
• Verduras de hoja verde**
• Frutos secos (molidos o en crema)

Alimentos ricos en Vitamina C:

• Frutas
• Hortalizas
• Verduras crudas
• Perejil fresco picado

* Al iniciar la alimentación complementaria ofreceremos los cereales refinados y, una vez hayamos probado tolerancia, podremos combinar integrales y refinados. En dieta vegetariana puede ser recomendable mantener el aporte de refinados hasta los 9-12 meses, de modo que el contenido de fibra de la dieta no resulte tan elevado.
** Preferiblemente tras los 12 meses, debido a la presencia de nitratos en vegetales como espinacas o acelgas.

Facilitan la absorción del hierro:

- Vitamina C
- Leche materna

Obstaculizan la absorción del hierro:

- Fitatos (salvado de cereales)
- Calcio (brócoli, lácteos, col...)

Vitamina D

La suplementación hasta los doce meses se indicará a todos los niños alimentados con lactancia materna, indistintamente de seguir una dieta basada en plantas o una dieta omnívora. A partir de este momento, la vía preferida para obtener la vitamina D en todos los casos será la exposición solar, por lo que se recomienda que la cara, las manos y los brazos de los niños estén expuestos al sol (sin protección solar, preferiblemente evitando las horas centrales del día, cuando el sol suele ser muy intenso), durante unos quince minutos (puede ser necesario estar un poco más, en especial si la piel del niño es morena) la mayoría de los días de la semana.

Debido a que la vitamina D se encuentra en muy pocas fuentes de origen vegetal (setas, aguacate, cereales o bebidas enriquecidas), si se ve limitado el acceso al sol se recomendará la suplementación, que preferiblemente será bajo la forma de vitamina D_3 (habrá que garantizar que esta sea de origen vegetal) en dosis que podrán variar de acuerdo a si se trata de una situación de mantenimiento de valores normales o de la corrección de un déficit previo (en estos casos la dosis será pautada por un profesional sanitario en función de las necesidades de cada niño o adulto).

Calcio

El calcio desempeña un gran papel en el crecimiento y en el mantenimiento de la salud de peques y adultos. Debido a que podremos obtenerlo de una gran cantidad de fuentes alimentarias, no se suele recomendar su suplementación, salvo que el caso lo amerite (será valorado por el profesional de la salud y en función de las necesidades podrá indicar el tipo y dosis de suplementación más adecuado).

Las ingestas recomendadas pueden variar enormemente entre países. En España, aunque suelen ser elevadas, podrían cubrirse a expensas de ciertos alimentos fuentes de este mineral o de sus derivados. A modo informativo, cabe señalar que el comité científico de la AESAN (Agencia Española de Seguridad Alimentaria y Nutrición) recomienda una ingesta de 600 mg en niños de uno a tres años, 750 mg de cuatro a cinco años, 800 mg de seis a nueve años, 1.100-1.150 mg de diez a trece años y 1.150 mg a partir de esta edad.[10]

Al final de este capítulo encontrarás una tabla en la que se resumen las fuentes alimentarias en donde podrás encontrarlo y en el capítulo 8, con algo más de detalle. Como en el caso de las proteínas, no será necesario sacar una calculadora para garantizar todo este aporte, bastará con incluir a diario diversas fuentes alimentarias y mantener una oferta constante de estas. En caso de dudas, una visita al dietista-nutricionista podría resolverlas.

Yodo

Para cubrir las necesidades de yodo a partir de los doce meses bastará con incluir en la dieta del día media cucharadita de sal yodada (1,5-2 g aproximadamente) que podrá ir incrementándose hasta alcanzar un máximo de 5 g/día en adolescentes y adultos.

Recordaremos que no será aconsejable agregar demasiada sal por sus riesgos para la salud. La OMS incluso recomienda que se evite en niños de entre doce y veinticuatro meses. Aunque de asegurar la ingesta de yodo a través de otras fuentes (por ejemplo, en niños que comen mariscos o pescados o toman en torno a tres raciones de lácteos no ecológicos cada día) podría retrasarse el agregado de sal hasta los veinticuatro meses sin problema, en el caso de niños vegetarianos, la recomendación será comenzar con esta práctica, de modo que se pueda asegurar la ingesta de yodo (y limitar la sal que llega a la dieta por otras vías como los alimentos procesados o ultraprocesados) o recurrir a la suplementación con 90 mcg/día hasta los ocho años o con 150 mcg/día a partir de ese momento.

Zinc

El zinc contenido en los alimentos de origen vegetal no se absorberá de forma tan eficiente como el que aportan los alimentos de origen animal, pero, igual que sucede con el hierro, las técnicas culinarias que se emplean para reducir la presencia de fitatos (el remojo, el fermentado...) o el procesamiento de alimentos (como el molido de frutos secos y semillas para obtener las cremas de estos) serán de gran ayuda para favorecer su absorción.

También podrá serlo la combinación de sus fuentes alimentarias con alimentos ricos en vitamina C; así, combinando este elemento con esta vitamina lograríamos obtener tanto zinc como hierro de la dieta basada en plantas sin necesidad de recurrir a suplementación, que quedaría reservada para casos especiales en los que será pautada por el pediatra o profesional de salud.

Otros nutrientes

Existen otros nutrientes de interés como la vitamina A o el selenio, entre otros, que también habrá que garantizar en una alimentación basada en plantas, pero que podrán ser fácilmente cubiertos incluyendo alimentos de todos los grupos (comentados en el apartado de alimentación basada en plantas después del año), de temporada y de diversos colores, preferiblemente variando también los cereales, legumbres, frutos secos y demás alimentos que forman parte de la alimentación diaria.

DUDAS FRECUENTES EN LA ALIMENTACIÓN INFANTIL BASADA EN PLANTAS

¿Tendrían que probar los niños el huevo o el pescado (por mencionar algunos alimentos) para descartar alergias o intolerancias a estos alimentos?

No, no tendría mucho sentido. Actualmente, con el propósito de descartar alergias y, en caso de que sea posible, estos habrían de probarse y mantenerse presentes en la dieta, algo que no ocurrirá si la familia sigue una dieta vegetariana. Además, el hecho de no mostrar una reacción adversa en las primeras pruebas de un alimento no descartará la probabilidad de desarrollar una alergia en el futuro, por lo que no tendría sentido incluir alimentos solo con este objetivo.

¿La soja se puede ofrecer desde los seis meses? Me han comentado que sería recomendable dársela a los niños a partir de los dos años o más

Respecto al consumo de soja existen muchos mitos, pero la evidencia señala que será igualmente segura desde los seis meses de edad, por lo que a partir de los seis meses podrán probar derivados como el tofu, preparaciones con soja texturizada o pequeñas cantidades de yogur de soja (que no sustituyan ni desplacen ninguna toma de leche materna o fórmula).

Las recomendaciones de consumo de soja y derivados para peques mayores de doce meses establecen un máximo de tres raciones al día (por ejemplo, un vaso de bebida de soja, un yogur de soja y una ración de tofu) para evitar desplazar el consumo de otros alimentos recomendables.

¿Es necesario consumir soja en una dieta vegetariana? ¿Qué pasa si a mí o a mi peque no nos gusta o nos sienta mal?

Como ocurre en el caso de otros alimentos, la soja podrá sustituirse por otros alimentos o productos para lograr una dieta igualmente completa y saludable. Ciertamente resulta un alimento interesante debido a sus características (contenido proteico, aporte de hierro y calcio...), pero en caso de alergias o intolerancias o de preferir otras alternativas, podrá recurrirse a otras legumbres junto con otros alimentos (como almendras en crema o molidas, tahini, entre otras fuentes de calcio) para cubrir estas necesidades.

¿Y si no tomamos bebidas vegetales en casa?

Las bebidas vegetales, siempre que estén enriquecidas con calcio, podrán ser de gran ayuda para cubrir las necesidades de este mineral. En caso de que la familia prefiera evitarlas, se aconsejará una dieta completa que aporte carbohidratos, proteínas y grasas saludables + alimentos ricos en calcio.

La diferencia principal estará en el volumen, densidad y la practicidad que ofrecen las bebidas vegetales frente a las otras fuentes alimentarias, ya que para cubrir las necesidades de un niño de un año serán necesarios 700 mg/día. Así, si se utilizara la bebida vegetal + otros alimentos y se ofreciera un vaso de bebida de soja enriquecida con calcio, por ejemplo, en el desayuno (aproximadamente 288 mg, puesto que cada 100 ml aportarán en torno a 120 mg) + un yogur de soja en la merienda (aproximadamente 150 mg) ya estarían cubiertos más de la mitad de esos requerimientos; en cambio, si solo contamos con otras fuentes alimentarias como, por ejemplo, crema de almendras (que aportaría aproximadamente 52 mg por cucharada) + tahini (aproximadamente 74 mg por cucharada) + garbanzos (aproximadamente 134 mg por taza) el niño tendría que comer más cantidad de estos alimentos, lo que en niños pequeños podría resultar más complejo.

Por eso, las bebidas vegetales enriquecidas con calcio, que además no suelen ser muy saciantes y por ello no suelen interferir con el apetito del niño, pueden ser un recurso interesante para aumentar la ingesta de este mineral.

Dicho esto, no habrá alimentos imprescindibles a partir del año por lo que, de preferirlo, se podrán utilizar otras opciones (podrás ver el listado en el capítulo 8) o recurrir a suplementación.

¿Podrán crecer bien los niños que siguen una dieta vegana?

La evidencia actual sostiene que sí,[11] siempre que esta esté adecuadamente planificada y contenga todos los nutrientes necesarios para soportar el crecimiento y desarrollo óptimos.

Pese a esto, hay muchos mitos en torno a este tipo de dieta y existen profesionales u organismos que se han manifestado expresando dudas respecto a esta cuestión o desaconsejando su puesta en marcha. Por suerte, las familias que quieren practicar una dieta vegetariana o vegana pueden apoyarse en diversos estudios que sustentan y brindan seguridad acerca de estas dietas bien planteadas desde la infancia.

En el caso de una familia flexitariana o de una familia que está en transición hacia una dieta vegetariana y va reduciendo su consumo de carne y pescado, ¿cuál sería la frecuencia «segura» de consumo de alimentos de origen animal para no tomar vitamina B_{12}?

No está definida una frecuencia «segura». En principio, cuando haya más de dos o tres días a la semana vegetarianos (que no solo se practique un lunes sin carne, sino que varios días se basan en alimentos de origen vegetal), será recomendable suplementar la vitamina B_{12} considerando el riesgo-beneficio de esta suplementación (no presenta riesgos y su déficit sí que implica muchas complicaciones que pueden y deben evitarse).

Si seguimos una dieta omnívora o flexitariana, ¿cómo podremos hacer la transición?

Aunque muchos niños nacerán siendo vegetarianos, otros podrán cambiar de dieta durante la infancia. Hay muchas maneras de llevar a cabo esta transición.

Habrá familias que prefieran retirar los alimentos de origen animal de forma más radical, mientras que otras podrán hacerlo más progresivamente. En cualquier caso, y en especial en función de la edad del niño, podrá explicársele lo que está ocurriendo, los motivos detrás del cambio y qué podrá esperar a partir de ese momento, de manera que pueda ser partícipe de todos los cambios que va notando. Existen libros (recomendados en bibliografía) que pueden resultar de ayuda para este propósito.

Dependiendo del niño, podrá recomendarse ofrecer alimentos más familiares en las primeras etapas del cambio (por ejemplo, sustituir un yogur de leche de vaca por un yogur de soja o incorporar las pastas de legumbres) y probar poco a poco nuevos alimentos, pero habrá muchos otros que no tendrán problema en aceptar estos nuevos alimentos o platos (como la soja texturizada o el seitán).

Antes de poner en marcha cambios importantes será fundamental que las familias se informen acerca de cómo sustituir adecuadamente los alimentos de origen animal, cómo cubrir las necesidades de energía, en particular en la infancia (podremos ver cómo aumentar la densidad energética de la dieta en el capítulo 6), y cómo reducir o ajustar la cantidad de fibra que aporta la dieta, de manera que no interfiera en la absorción de nutrientes o pueda resultar muy saciante. Para ello, la visita a un dietista-nutricionista podrá ser de gran ayuda.

¿Se podrían utilizar legumbres de bote ya cocidas para preparar platos rápidos y sencillos, ya que no se pueden remojar?

Son un recurso genial. Ya han sufrido un procesamiento que no impedirá que se pueda acceder a los nutrientes contenidos en su interior. Recordemos que existen muchas técnicas culinarias útiles más allá del remojo. En efecto, si no llegamos a tiempo para remojar unas lentejas, por ejemplo, pero las cocinamos lo suficiente para que estén blanditas o las incluimos en una crema o puré, serán igualmente válidas y podremos absorber sus nutrientes y disfrutar de sus beneficios.

TABLA RESUMEN DE NUTRIENTES DE IMPORTANCIA EN
ALIMENTACIÓN BASADA EN PLANTAS Y SUS FUENTES

Nutriente	Fuente alimentaria (alimentos recomendados para obtener este nutriente)
Proteínas	• Huevos • Lácteos • Legumbres y derivados • Cereales, pseudocereales y derivados (seitán, quinoa...) • Frutos secos (almendras, avellanas, nueces...) • Semillas (de girasol, calabaza...)
Ácidos grasos omega-3	• Lino molido • Aceites de lino, soja, nuez y cáñamo • Semillas de chía • Nueces
Hierro	• Legumbres y derivados (tofu, tempeh, lentejas, garbanzos, judías...) • Frutos secos y semillas (anacardos, pipas de calabaza o girasol, tahini, almendras, cacahuetes...) • Cereales y derivados integrales (quinoa, avena...) • Hortalizas de hoja verde (brócoli, col china, col rizada...) • Hortalizas que se consuman junto con frutas frescas (patatas, setas, judías verdes...) • Frutas desecadas (albaricoques, uvas pasas, higos y ciruelas)
Zinc	• Cereales integrales y derivados (pan integral, arroz integral, pasta integral, avena, germen de trigo) • Maíz

Zinc	• Frutos secos y semillas (pipas de calabaza, cacahuetes, nueces, anacardos, semillas de girasol, almendras…) • Legumbres y derivados (tempeh, miso, tofu, garbanzos, lentejas, edamame, alubias, guisantes…) • Hortalizas y verduras (espinacas, champiñones y setas, brócoli, col rizada…) • Levadura de cerveza • Huevos y lácteos
Calcio	• Lácteos • Bebida de soja y otras bebidas vegetales enriquecidas con calcio • Tofu cuajado con sales de calcio y tempeh • Brócoli, col rizada, col china y hojas de nabo • Alubias, garbanzos y judía mungo • Almendras • Sésamo molido o en crema (tahini) • Naranja • Higos secos
Yodo	• Sal yodada (2-3 g/día)
Vitamina D	• Exposición solar (diez o quince minutos, cinco-siete días de la semana)
Vitamina A	• Boniato
Vitamina C	• Pimiento rojo y verde • Frutas cítricas y otras (naranja, pomelo, limón, fresas, kiwi, mandarina, mango, melón, arándanos, grosellas, frambuesas, granada, nectarina, mora…) • Espinacas, berro y rábano
Vitamina B12	• Suplementos

Fuente: Adaptado de *Alimentación vegetariana en la infancia*[12]

	Lunes	Martes	Miércoles	Jueves	Viernes	Sábado	Domingo
Desayuno	Tostadas integrales con tomate y AOVE + vaso de bebida de soja*	Yogur de soja con fruta cortada y frutos secos triturados	Tostadas con hummus y pepino + fruta de temporada	Gachas de avena con plátano y crema de cacahuete	Tortitas de plátano con crema de frutos secos y fruta cortada	Pudding de chía con fruta de temporada	Revuelto de tofu con tostadas + AOVE y fruta de temporada
Almuerzo	Fruta de temporada**						
Comida	Ensalada mexicana con alubias, maíz, tomate, aguacate, cilantro y cebolla morada (o guiso de alubias con verduras y arroz)	Pasta con boloñesa de soja (o pesto) y brócoli al vapor	Wok de quinoa con verduras y anacardos triturados (o ensalada de quinoa)	Tiras de no pollo (o tofu) salteadas con verduras y boniato al horno	Calabacines rellenos con boloñesa de soja/ lentejas y arroz integral	Hamburguesas vegetales con mazorcas de maíz y ensalada rallada	Paella de verduras (o arroz meloso de setas) con ensalada variada
Merienda	Fruta de temporada**						
Cena	Fingers de tofu con patatas al horno y guisantes salteados	Ensalada de lentejas***	Brochetas de tempeh (o tofu o seitán) con arroz y ensalada variada	Gazpacho (o ensalada) + Pizza casera de verduras	Hummus con crudités + tabulé de cuscús (o ensalada de cuscús)	Crema de verduras con lentejas (o alubias blancas)	Ensalada de garbanzos (o falafels con ensalada) ***

AOVE= Aceite de oliva virgen extra.

* enriquecida con calcio.

** se podrán acompañar de opciones como bebida vegetal enriquecida con calcio, yogur de soja, cremas de frutos secos o semillas (tahini), entre otras.

*** en caso de no agregar otros alimentos que aporten carbohidratos, será recomendable ofrecer la cena junto con alguna fruta.

8

Nutrición infantil en situaciones especiales

En este capítulo abordaremos algunas situaciones que podrán requerir de un manejo nutricional específico y el rol que podrán jugar determinados nutrientes en su abordaje.

En caso de que nuestro peque presentase alguna de estas, será de gran ayuda y vital importancia contar con un equipo de salud interdisciplinar, del que el dietista-nutricionista ha de formar parte, que pueda brindar a cada familia las herramientas para ofrecer una alimentación saludable tomando en cuenta las necesidades de cada caso.

ANEMIA

Cuando hablamos de anemia nos referimos a la disminución del número de glóbulos rojos y de la concentración de hemoglobina por debajo del nivel normal para la edad del niño, lo que podrá causar estrés en el organismo debido a que el transporte y la entrega de oxígeno hacia los tejidos y células del cuerpo podrá verse limitado.

La ferropenia, o falta de hierro, es la causa principal de la anemia y es la deficiencia nutricional más frecuente en el mundo, siendo además la anemia ferropénica la enfermedad hematológica más común en la edad pediátrica, con una prevalencia estimada de en torno al 10-20% de la población en esta etapa.[1] En España, algunos estudios han situado en torno al 10% la prevalencia de anemia en lactantes sanos de doce meses, generalmente asociada a prácticas dietéticas de riesgo para esta situación (introducción tardía de alimentos ricos en hierro, introducción de leche de vaca antes de los doce meses...).[2]

La anemia ferropénica puede producirse al no disponer de una cantidad suficiente de hierro para poder sintetizar hemoglobina, ya sea porque no se está obteniendo de la dieta (carencial) o porque aumenten las necesidades del organismo (no carencial), siendo la primera la causa más frecuente, por lo que generalmente precisará tratamiento con hierro oral, además de asegurar futuros aportes en la dieta.

Los lactantes y niños menores de cinco años suelen presentar un mayor riesgo de sufrir ferropenia debido a que frecuentemente poseen requerimientos elevados que podrán acompañarse de una baja ingesta dietética de hierro de alta biodisponibilidad (que se pueda absorber de manera más eficiente). ¿Cómo podremos identificar si estamos ante un caso de anemia?

Sus principales signos y síntomas son los siguientes:

- Irritabilidad, cansancio, fatiga o intolerancia al ejercicio.
- Disminución del apetito.

- Aparición de lo que se conoce como «pica» y se refiere a la apetencia por comer hielo, tierra u otras sustancias no nutritivas.
- Retrasos del desarrollo, del aprendizaje o problemas de atención.
- Palidez de piel y/o mucosas y aumento en la caída del cabello.

Será importante destacar que casi la mitad de los niños serán asintomáticos y, en ellos, el diagnóstico podría realizarse de forma casual tras solicitar una analítica sanguínea, pero en los países en los que no es excepcional la deficiencia de hierro sin anemia, no se recomienda actualmente hacer analíticas rutinarias (cribado universal) para descartar ferropenia, estas estarán reservadas para los pacientes de alto riesgo (niños nacidos de forma prematura, con bajo peso para la edad gestacional, de partos múltiples, etc.), o en los que se sospeche algún problema de salud.

¿Dónde podemos encontrar el hierro?

Existen dos tipos de hierro:

- El hierro hem (de origen animal), que puede absorberse con mayor facilidad y que podemos encontrar en carnes rojas, aves (pollo, pavo…), vísceras (hígados, riñones…), pescados y mariscos, cerdo y sus derivados. Este es el tipo de hierro más biodisponible para nuestro organismo.
- El hierro no hem (principalmente de origen vegetal), que se absorbe en menor proporción, pero que pode-

mos combinar con otros alimentos para favorecer su biodisponibilidad. Podemos encontrarlo en legumbres (lentejas, alubias, garbanzos...), cereales integrales, frutas deshidratadas (pasas, ciruelas pasas, albaricoques secos...), frutos secos (cacahuetes, nueces...), verduras de hoja verde (espinaca, brócoli, col rizada...). En este grupo también podemos encontrar el huevo, a pesar de ser un alimento de origen animal.

¿Qué factores pueden favorecer o inhibir la absorción del hierro de la dieta?

Podemos favorecer su absorción si:

- Mezclamos alimentos que aportan hierro hem con alimentos que aportan hierro no hem.
- Ofrecemos alimentos ricos en vitamina C junto a alimentos que aportan hierro no hem, como ocurre al comer un plato de lentejas que lleven pimiento, un plato de tabulé que lleve cuscús integral, tomate y perejil, o una ensalada con espinacas que se aderece con zumo de limón. Además, la fructosa contenida en las frutas también mejora la absorción del hierro no hem, por lo que puede ser recomendable acompañar las comidas ricas en hierro no hem con una porción de fruta fresca.
- Incluimos en la dieta alimentos ricos en ácido cítrico como naranja, mandarina, limón o pomelo.

Estaremos inhibiendo su absorción si...

- **Ofrecemos un exceso de alimentos ricos en taninos (se encuentran principalmente en el café y el té,** uno de los motivos por los que no se aconseja ofrecer estas bebidas en niños pequeños) **y oxalatos** (presentes en la remolacha y las verduras de hojas verdes como las acelgas y espinacas).
- Ofrecemos un exceso de lácteos, que no solo afectarán el pH del estómago (el hierro se absorbe mejor en un medio ácido), sino que también aportarán calcio (mineral que puede competir con el hierro para ser absorbido cuando se consume en grandes cantidades) y que puede producir irritación en el intestino y ocasionar pequeñas perdidas de sangre que en lactantes pueden predisponer al desarrollo de anemia.
- Ofrecemos un exceso de fibra en la dieta, a través de cereales integrales, legumbres, frutos secos y semillas (para reducir el contenido de fibra en estos alimentos podremos valernos de técnicas culinarias como remojar las legumbres, triturarlos para hacer cremas como el hummus o la crema de cacahuete, entre otras, aunque la mayor parte de la población infantil suele comer menor cantidad de fibra de la recomendada.

Es importante mencionar que el consumo moderado de estos compuestos y alimentos no habría de causar problemas y que la mayoría (a excepción del café o el té en niños) forman parte de una dieta saludable.

¿Cuánto hierro necesita mi niño y cómo cubrirlo?

Antes de sacar la calculadora debemos conocer que, más allá del hierro que podamos aportar a través de la dieta, la cantidad que finalmente se obtiene dependerá del grado de absorción intestinal, en la que podrán actuar distintos factores sobre los que no tendremos control (como la cantidad de hierro que están utilizando nuestros tejidos), por lo que centraremos nuestros esfuerzos en lo que sí podremos hacer y veremos a continuación. La mayoría de los bebés que nacen a término contará con reservas de hierro suficientes, especialmente de realizarse el pinzamiento tardío del cordón umbilical, que le permitirán mantener niveles adecuados de este mineral durante sus primeros cuatro-seis meses de vida, por lo que a partir de este momento (preferiblemente hacia los seis meses aunque se podrá valorar de forma individual) se sugiere la introducción de alimentos ricos en hierro (o fortificados) que le permitan seguir cubriendo sus necesidades.

A pesar de que la leche materna no contiene cantidades elevadas de este mineral, el hierro contenido en ella se encuentra acompañado de lactosa y vitamina C y es absorbido con mayor facilidad por el bebé. Si no toma leche materna, debemos asegurarnos de ofrecer una fórmula infantil enriquecida con hierro (la mayoría suelen estarlo porque la normativa de elaboración de fórmulas infantiles así lo exige).

La suplementación de hierro preventiva no suele realizarse en nuestro entorno, fundamentalmente por sus posibles efectos secundarios en niños sin anemia, por lo que nunca se deben ofrecer suplementos sin la adecuada supervisión médica.

Durante el segundo semestre de la vida, los requerimientos de hierro aumentan de forma considerable, siendo la etapa en la que las necesidades de este mineral serán mayores que en cualquier otra época de la vida (incluso serán superiores a las del preescolar y niño pequeño), por ello se debe ofrecer a las familias consejos dietéticos acerca de cómo incluir alimentos ricos en hierro desde el inicio de la alimentación complementaria y cómo favorecer su absorción. También dentro de estos consejos encontraremos:

- Evitar la oferta de leche de vaca antes de cumplir el primer año, ya que no constituye una fuente importante de hierro.
- Ofrecer alimentos complementarios ricos en hierro a partir de los seis meses y en caso de que se demore mucho tiempo su aceptación (más allá de los ocho meses aproximadamente) consultar con el pediatra.
- Ofrecer progresivamente alimentos ricos en hierro, hasta lograr incluir uno en cada comida principal.
- En niños mayores de seis meses en los que pueda verse limitada la ingesta de hierro, se debe recurrir a la suplementación con hierro medicamentoso en dosis de 1mg/kg/día (previa aprobación por su pediatra).
- Asegurar la puesta en marcha de estrategias que favorezcan la absorción y utilización del hierro, como ofrecer sus fuentes alimentarias junto a frutas y hortalizas, que son buenas fuentes de vitaminas A, C y ácido fólico (que también podrán contribuir con su absorción).
- Aunque algunas fuentes aconsejan reservar los alimentos que contengan inhibidores de la absorción del hierro, como los lácteos, para las comidas con menor contenido del mismo, se ha puesto en duda que esta estrategia sea necesaria ya que para que el calcio resultase un obstáculo tendría que estar presente en canti-

dades elevadas (por lo que esto solo sería necesario en caso de que provenga de suplementos).

Es preciso recordar que los niños sanos suelen ingerir la totalidad de sus requerimientos de hierro por medio de una dieta variada, pero en caso de que tengas dudas acerca de cómo cubrir las necesidades de hierro de tu familia o cómo ofrecer a tus peques una alimentación variada rica en este y otros minerales, siempre podrás consultar con un dietista-nutricionista que podrá apoyarte en este sentido.

ALERGIAS E INTOLERANCIAS ALIMENTARIAS

Aproximadamente el 4-6 % de los niños sufren respuestas adversas como resultado del consumo de determinados alimentos o ingredientes alimentarios[3] (que podrían llegar hasta el 8% en el primer año de edad y luego ir disminuyendo a medida que crecen),[4] y estas pueden manifestarse de varias maneras y categorizarse ampliamente como alergias o intolerancias alimentarias.

Alergias alimentarias

La alergia es una reacción o respuesta alterada del sistema inmune del organismo ante una sustancia, conocida como alérgeno, que resulta por sí misma inofensiva.

Esta se produce cuando la persona muestra síntomas al contacto, ingestión o inhalación de las proteínas de un alimento, lo que no ocurrirá ante los azúcares ya que en este caso estaríamos ante una intolerancia producida por un problema digestivo en lugar de inmunológico.[5]

Hasta una tercera parte de los niños con alergia a alimentos presentan reacciones adversas con más de un alimento. El huevo es el alimento que con más frecuencia se encuentra implicado en las reacciones alérgicas en la infancia, aunque en los dos primeros años es superado por la leche de vaca y a medida que los niños van creciendo aparecen otros, como el trigo, la soja, los cacahuetes y frutos secos, el pescado y el marisco; a partir de finales de la primera década de la vida o en la segunda década los alimentos vegetales adquieren gran importancia como causantes de reacción alérgica.

Existen dos tipos de alergias alimentarias.

- Las mediadas por anticuerpos IgE se presentan de forma rápida tras la exposición oral al alimento (<2h) con una variedad de síntomas, desde leves (urticaria, digestivos) hasta muy graves.
- Las no mediadas por anticuerpos IgE se manifiestan sobre todo con síntomas digestivos que aparecen entre 2 y 48 h después de ingerir el alimento.

¿Cuáles son los síntomas de una alergia inmediata?

Menos graves (y más frecuentes):

- Dermatológicos: urticaria, enrojecimiento de la piel, hinchazón de labios y párpados, dermatitis.
- Digestivos: náuseas, vómitos, dolor abdominal cólico, reflujo, diarrea, picor de boca y garganta.
- Respiratorios: congestión nasal, estornudos, ronquera, tos seca, rinitis, asma.

Más graves: reacción anafiláctica. La manifestación

más grave es el shock anafiláctico que puede resultar mortal.

Los lactantes que presentan una dermatitis atópica de moderada a grave deben efectuarse un estudio de posible implicación de un alimento, inclusive si están alimentados con lactancia materna exclusiva.

¿Qué hacer ante la aparición de la alergia?

Se ha de consultar con el pediatra para diseñar el mejor plan de tratamiento posible, el cual consistirá, al menos, en la eliminación completa de la alimentación del alérgeno o agente causante, lo que se conoce como «dieta de exclusión».

Para llevar a cabo la dieta de exclusión será aconsejable contar con el apoyo de un dietista-nutricionista que no solo se asegurará de garantizar los nutrientes necesarios para seguir promoviendo un óptimo crecimiento en la infancia a pesar de eliminar el o los alimentos implicados en la alergia, sino que además podrá facilitar a la familia recursos de apoyo (recetas, técnicas culinarias, consejos acerca del etiquetado, entre otros) que harán más llevadero el tratamiento de esta condición.

Dentro de estos recursos podremos encontrar el listado de alimentos que evitar según el tipo de alergia y los sustitutos que podremos emplear en su lugar. En el caso de la alergia al huevo tendremos que evitar, además de este alimento, cualquier producto que lo contenga y podremos sustituirlo por distintas opciones (recogidas en el capítulo 7), siendo de gran utilidad las recetas y recursos propuestos para las dietas vegetarianas estrictas o veganas (que tampoco utilizarán huevo).

A continuación, veremos cómo cubrir nutrientes como el calcio en caso de **alergia a la proteína de la leche de vaca,** en donde se han de evitar los lácteos y derivados, así como cualquier producto que los pueda contener, pudiendo generar inquietud en las familias debido a la importancia que suele darse a este grupo de alimentos en la infancia.

¿De dónde puede obtenerse el calcio necesario en la dieta infantil?

La leche de vaca, el yogur y el queso suelen ser las principales fuentes de calcio para la mayoría de los niños, pero como hemos visto previamente no serán las únicas y pueden sustituirse por otros alimentos, tales como:

- Las bebidas vegetales enriquecidas con calcio.
- La col rizada, el brócoli y la col china.
- Los pescados con huesos blandos comestibles, como las sardinas y anchoas enlatadas.
- Semillas de sésamo y tahini.
- Frutos secos como las almendras o cacahuetes.
- Otros alimentos como los higos, las ciruelas pasas, algunos tipos de tofu, los garbanzos o las alubias.

Y, aunque la mayoría de los cereales (pan, pastas y cereales no fortificados) no son ricos en calcio, agregan cantidades significativas de calcio a la dieta por la frecuencia o la cantidad en la que se consumen.

Por eso, las cantidades recomendadas se pueden cubrir mediante el consumo de una variedad de alimentos.

¡CALCIO!

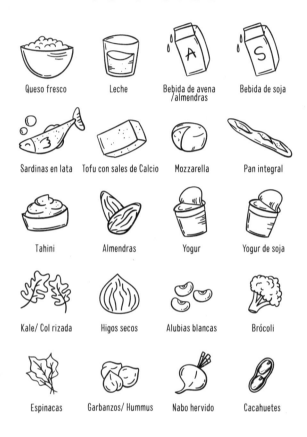

Queso fresco · Leche · Bebida de avena /almendras · Bebida de soja

Sardinas en lata · Tofu con sales de Calcio · Mozzarella · Pan integral

Tahini · Almendras · Yogur · Yogur de soja

Kale/ Col rizada · Higos secos · Alubias blancas · Brócoli

Espinacas · Garbanzos/ Hummus · Nabo hervido · Cacahuetes

¿Qué factores influyen en su absorción?

- Edad: la eficiencia en la absorción del calcio disminuye con la edad.
- Consumo de vitamina D: esta vitamina, sintetizada principalmente a través de la exposición solar y presente en algunos alimentos, aumenta la absorción del calcio.

- Otros componentes de los alimentos: tanto el ácido oxálico (presente en algunas verduras, hortalizas y legumbres) como el ácido fítico (presente en cereales integrales) pueden reducir la absorción de calcio.

Si se consume una dieta variada y se practican hábitos saludables como realizar actividad física y exponerse al sol durante unos minutos cada día, no resultaría necesario preocuparse por estos factores.

¿Cómo podemos ayudar a nuestros peques para que obtengan la suficiente cantidad de calcio de la dieta?

Los bebés obtienen todo el calcio necesario a partir de la leche materna o de las fórmulas infantiles, aunque se recomiendan suplementos de vitamina D hasta los doce meses para contribuir a su fijación.

Los niños en edad preescolar o escolar que siguen una dieta sana y variada también suelen ingerir cantidades suficientes de calcio. De igual manera, pueden resultar de ayuda los siguientes consejos:

- Ofrecer desayunos o meriendas con yogur natural (sin azúcar) + fruta, cereales integrales, hummus o frutos secos. También pueden ofrecerse recetas preparadas con leche o bebidas vegetales enriquecidas con calcio como el porridge o gachas de avena, las tortitas o algún batido de frutas con leche / bebida vegetal ocasional.
- Agregar alubias a las sopas o cremas.
- Añadir semillas de sésamo tostadas o molidas en ensaladas, arroces u otros platos.

- Ofrecer edamames o hummus con crudités como tentempiés saludables.
- Incluir más verduras de hoja verde como acompañamiento de los platos.
- Evitar el consumo elevado de sodio a través de la sal, los refrescos u otros productos procesados.
- Promover la actividad física al aire libre, de modo que no solo se expongan al sol, sino que además favorezcan la salud ósea.

Como ocurre con el hierro, en ciertas ocasiones muy concretas, y siempre tras una revisión, el pediatra o dietista puede aconsejar la suplementación de calcio en la dieta. Estos suplementos no deben ofrecerse sin supervisión médica, ya que el exceso de este mineral puede resultar perjudicial para la salud.

Otros consejos en alergias alimentarias

La Agencia Española de Seguridad Alimentaria y Nutrición[6] comparte las siguientes medidas comunes a todos los casos de alergias alimentarias:

- Comprobar siempre los ingredientes de los alimentos que se vayan a utilizar en la preparación del menú, teniendo cerca el listado de sustancias a las que se es alérgico/intolerante.
- Cocinar primero la comida del niño con alergia para evitar contaminaciones y contactos. Manipular cuidadosamente los utensilios (mejor si son exclusivos). No usar el mismo aceite o plancha para cocinar. Higienizar todas las superficies de trabajo.

- Cuidado con alimentos como masas, bechamel, sopas y caldos para sopas, pan rallado.
- Ante la duda acerca de un alimento, mejor no tomarlo.
- Tener cerca la medicación oportuna, especialmente en casos de alergias muy graves.
- Aportar el certificado médico en el comedor escolar para evitar confusiones e informarse del menú que va a consumir.

BLW Y ALERGIAS ALIMENTARIAS

Durante muchos años se mantuvo la recomendación de retrasar la oferta de ciertos alimentos para proteger al bebé de desarrollar alergias, pero tras numerosas investigaciones y revisiones científicas se concluyó que esta práctica no resultó en una disminución significativa del número de casos de alergias en niños, por lo que a partir de 2008 se emitieron nuevas recomendaciones en las que se incluyen algunos alérgenos a partir del inicio de la alimentación complementaria.

Tanto la Academia Americana de Pediatría (AAP) como la Sociedad Europea de Gastroenterología, Hepatología y Nutrición Pediátrica (ESPGHAN) modificaron sus recomendaciones acerca de la introducción de lácteos (principalmente queso y yogur), huevo, gluten, pescados (salvo los de gran tamaño por el aporte de mercurio), frutos secos molidos o en crema y frutas (como las rosáceas o cítricos) para incluir estos alimentos a partir de los seis meses. A las modificaciones de estas instituciones siguieron las de muchos otros organismos oficiales.

*En niños que han presentado alergia o atopia,
¿deberíamos esperar para ofrecer alérgenos?*

Se considerará adecuado iniciar la alimentación complementaria en niños que presentan alergias o atopias tras las diecisiete semanas (preferiblemente tras los seis meses), como en el resto de los niños, siempre con el visto bueno de su equipo de salud.

Intolerancias

En las intolerancias alimentarias, el organismo tampoco podrá asimilar correctamente un alimento o alguno de sus componentes, pero no interviene el sistema inmune y en diversas ocasiones se pueden seguir consumiendo pequeñas cantidades de dicho alimento o componente alimenticio, sin que se den síntomas.

Suelen deberse a carencias enzimáticas o metabólicas, aunque pueden tener otras causas y pueden relacionarse con componentes alimentarios no proteicos como la lactosa, que llegará al intestino grueso sin haber sido desdoblada previamente, ya que en muchas ocasiones no se dispone de la enzima necesaria para su adecuada digestión (la lactasa) o no se dispone de cantidad suficiente de la misma, provocando los síntomas típicos de esta intolerancia (gases, diarrea, dolor abdominal...).

Las intolerancias alimentarias son más frecuentes en la infancia debido a la inmadurez del sistema digestivo y a diversos procesos víricos o infecciosos que pueden alterar la permeabilidad intestinal.

Entre sus síntomas frecuentes se encuentran la aparición

de síntomas digestivos como gases, estreñimiento, diarrea, dolor abdominal frecuente, distensión abdominal, náuseas o vómitos, entre otros más inespecíficos como retraso del crecimiento, dolor de cabeza o pérdida de peso.

Las intolerancias más frecuentes en la infancia suelen ser a la lactosa, que puede ser transitoria (la más habitual) o congénita, al gluten (diferente de enfermedad celiaca), a la sacarosa y a la fructosa.

En cualquiera de estos casos, el abordaje consistirá en la eliminación del alimento causante, que en algunos casos será más sencillo de llevar a la práctica que en otros (por ejemplo, en el caso de la lactosa se pueden utilizar lácteos sin lactosa, mientras que en el caso de la fructosa habrá que limitar numerosos alimentos).

Estreñimiento

El estreñimiento puede definirse como la dificultad para evacuar o para la emisión normal de heces debido a que estas son duras, secas y difíciles o dolorosas de expulsar[7] y que estará acompañada en muchos casos de una disminución de la frecuencia de evacuaciones. Aunque puede causar malestar, suele ser temporal, pero si no es tratado a tiempo, los síntomas podrían empeorar.

Se ha de tener en cuenta que los patrones de defecación varían de un niño a otro, pero la mayoría suele evacuar una o dos veces al día, mientras que otros podrían pasar de dos a tres días o más antes de evacuar normalmente. En los casos en los que se prolongue varios días (suele referirse más de tres), valdrá la pena consultarlo con el pediatra para descartar estreñimiento.

¿Qué lo causa?

Aunque puede deberse a varios trastornos diferentes, en el niño preescolar y escolar suele deberse a una conducta que favorece la retención de las heces, como cambios de rutina (retirada del pañal, enfermedades), situaciones emocionales (inicio del colegio, nacimiento de un hermano) o pequeñas lesiones alrededor del ano que hacen que deje de ir al baño. Otras veces el niño retrasa el momento de la defecación porque está distraído o, simplemente, porque no se siente cómodo evacuando en el colegio o fuera de casa.

Si el niño siente dolor en el momento de la defecación, intentará evitarlo retrasando la eliminación de heces, lo que solo conseguirá que las heces se vuelvan más duras y grandes, por lo que tendrá más dolor y reforzará su idea de que tiene que retrasar la evacuación lo máximo posible, creando un círculo vicioso que podrá requerir de ayuda externa (medicamentos, cambios de hábitos...) para romperlo.

El estreñimiento también podrá ocurrir como efecto secundario de algunos medicamentos o puede resultar de ciertas condiciones médicas, como hipotiroidismo (glándula tiroides hipoactiva).

¿Qué síntomas puede presentar?

- Muchos días sin defecaciones normales, aunque algunos niños con estreñimiento podrán evacuar con relativa frecuencia de forma incompleta, causando acumulación de las heces y la eliminación posterior con más dificultad de lo habitual.
- Heces difíciles de expulsar o que causan dolor a su paso.

- Dolor abdominal, como dolor de estómago, cólicos o náuseas.
- Sangrado por el recto debido a desgarros llamados fisuras anales.
- En casos más graves puede presentarse encopresis, que se refiere al cuadro en el que tras acumular heces en el intestino, estas se vuelven demasiado grandes para salir sin ayuda de un laxante o enema, y se alojan en el recto, filtrando heces líquidas que podrán manchar la ropa interior.

¿Cómo se trata?[8]

Se debe evitar que el niño tenga dolor y restablecer un hábito intestinal normal, para lo que podrá ser de ayuda:

- Cambiar lo que come y bebe el niño: comer más alimentos con alto contenido de fibra y beber suficiente agua podrá contribuir a la formación de heces más suaves y fáciles de evacuar.
- Cambiar el comportamiento del niño: como, por ejemplo, hacer una pausa en el entrenamiento para dejar los pañales hasta que termine el estreñimiento.

En algunos casos el pediatra podrá recomendar la aplicación de un enema o laxante, así como otros tratamientos (aceite mineral…) para ayudar a tratar el estreñimiento. No se debe dar laxantes a un niño sin previa indicación ni estimularlo para evacuar, ya que estos medicamentos o prácticas podrán resultar dañinas y ponerlo en riesgo.

¿Cómo podemos prevenirlo?

Aunque la evidencia detrás de recomendaciones como asegurar un adecuado aporte de fibra o de agua pueda ser limitada, será de utilidad ponerlas en práctica debido a que se consideran igualmente hábitos saludables. En general, se debe seguir una alimentación variada y favorecer un hábito intestinal regular.

Respecto a la fibra, dependiendo de la edad y el sexo, las necesidades podrán variar, pero se recomienda una ingesta normal de fibra en niños con estreñimiento (entre 7 y 25 g al día), para lo que será de ayuda asegurar cada día al menos cinco raciones de frutas, verduras y hortalizas junto con otros alimentos ricos en fibra como:

- Cereales integrales como la avena o el arroz integral y sus derivados como los panes y las pastas integrales.
- Legumbres, como lentejas, alubias, soja (edamames y otros derivados como soja texturizada) y garbanzos.
- Frutas, como manzanas o peras con la piel, plátano, frutos rojos y frutas deshidratadas.
- Verduras, como zanahorias, brócoli, guisantes verdes y hortalizas de hojas verdes.
- Nueces, almendras, cacahuetes y otros frutos secos.

Respecto al agua, cada niño tendrá también unas necesidades concretas que podrán depender de su edad, nivel de actividad, clima en el que vive, entre otros, por lo que nos centraremos en dejarla disponible para que pueda tomar la cantidad que su cuerpo le indique. Beber suficiente agua, además de que podría ayudar a evitar el estreñimiento, ayudará a evitar la deshidratación y a mantener un buen estado de salud.

Finalmente, podremos ayudar a nuestros niños a desarrollar buenos hábitos intestinales estableciendo una rutina para ir al baño, asegurando una buena postura para evacuar o animándolos a jugar y mantenerse activos.

Celiaquía

La celiaquía es una enfermedad o condición común en la edad pediátrica, sin embargo, la mayor parte de los niños no se diagnostican. Es una condición autoinmune, de carácter permanente, causada por una reacción anormal al gluten, una proteína que se encuentra en el trigo, cebada y centeno. Puede presentarse a cualquier edad, incluyendo bebés cuando se les introduce el gluten en la dieta, niños y adolescentes. Cuando un niño celiaco toma gluten, su sistema inmunológico reacciona dañando el revestimiento del intestino delgado.[9]

El diagnóstico temprano es esencial para garantizar en los niños un crecimiento y desarrollo óptimos y una resolución temprana de los síntomas.[10]

¿Cuáles son sus síntomas?

Uno de los retos más importantes para reconocer esta condición es la variación en la forma de presentación y la intensidad de los síntomas. Por ello, los programas de detección precoz deben facilitar un diagnóstico efectivo no solo en niños con síntomas sino sobre todo en aquellos que presentan un cuadro clínico menos evidente.

Se podrá sospechar de celiaquía y valorar su diagnóstico si notamos:

- Diarrea crónica o intermitente
- Distensión o dolor abdominal
- Retraso de crecimiento o fallo de medro
- Pérdida de peso o talla baja
- Retraso de la pubertad o amenorrea
- Anemia ferropénica
- Náuseas o vómitos
- Estreñimiento crónico
- Elevación de transaminasas o alteraciones hepáticas
- Fatiga crónica o irritabilidad
- Defectos del esmalte dental o aftas recurrentes
- Dermatitis herpetiforme

Debemos prestar atención ante la aparición de estos, especialmente si además se presentan en grupos de riesgo como lo son los familiares de primer grado con enfermedad celiaca o niños con diagnóstico de diabetes tipo 1, síndrome de Turner, síndrome de Down, enfermedad tiroidea autoinmune, síndrome de Williams y enfermedad autoinmune de hígado.

En todos los niños con sospecha de enfermedad celiaca el diagnóstico, tratamiento y seguimiento debe ser realizado por un pediatra o gastroenterólogo pediátrico y a todos ellos se les debe garantizar de forma continuada asesoramiento dietético experto.

¿Cómo se trata?

Actualmente el único tratamiento para la enfermedad celiaca es un seguimiento estricto a lo largo de toda la vida de una dieta sin gluten, lo que permite la remisión de los síntomas y evita complicaciones futuras.

Esto no resulta tan sencillo puesto que más de la mitad de

los pacientes pediátricos celiacos tienen problemas para cumplir adecuadamente la dieta, por lo que los profesionales sanitarios deben monitorizar, aconsejar y brindar recursos para mejorar la adherencia a la dieta de exclusión del gluten y evitar así complicaciones futuras.

> Recomiendo visitar ‹https://www.singlutenismo.com/›, donde encontrarás consejos, recetas y mucho más acerca de la vida sin gluten.

Bajo peso y sobrepeso

La conversación acerca de estos temas está cambiando, especialmente con el surgimiento de movimientos como el de «Salud en Todas las Tallas» (conocido como HAES)[11] y algunos estudios[12] que nos animan a evitar poner el foco en el peso de los niños y centrarnos en los hábitos de salud que buscamos promover.

Si consideramos que nuestro niño tiene bajo peso o sobrepeso, debemos consultar con el equipo de salud oportunamente de modo que se pueda realizar una valoración clínico-dietética que permita abordar esta condición de forma interdisciplinar y del mejor modo posible. Esto será en caso de que pueda establecerse un diagnóstico y no se trate más que de una percepción.

De encontrarnos ante una situación de pérdida de peso o pobre ganancia de este, hemos visto en capítulos anteriores cómo ofrecer alimentos densos a través de la dieta que puedan ayudar a mejorar estos cuadros, aunque de igual modo la familia habría de tener acceso a un dietista-nutricionista que pueda adaptar estas recomendaciones a su caso concreto.

En caso de encontrarnos ante la situación contraria de una ganancia de peso mayor de la esperada, debemos enfocarnos en promover todas aquellas conductas que puedan favorecer la salud del niño (comer suficientes frutas, verduras y hortalizas, practicar actividad física) y demás propuestas recogidas en este libro, en lugar de fijarnos en lograr un determinado número, más aún cuando las prácticas que se ponen en marcha para lograr un cuerpo más delgado, como los regímenes alimentarios hipocalóricos o las restricciones de grupos de alimentos, no solo podrán comprometer la salud del niño sino también su bienestar mental. Nuevamente recurriremos al equipo de salud como apoyo fundamental en este camino.

> Existen muchas otras condiciones que podrán beneficiarse o requerir, como parte de su tratamiento, de un abordaje nutricional adecuado; en todas ellas, el dietista-nutricionista será pieza fundamental y podrá brindar las herramientas necesarias para lograr el mejor resultado posible.

Conclusión

Hemos llegado al final de este libro en el que hemos visto varios temas aún sin final.

Sobre cada capítulo podría escribirse un libro entero y aun así cada día tendríamos que añadir páginas con nuevos descubrimientos sobre nutrición, que podrán servirnos de guía acerca de cómo alimentar y acompañar las comidas de nuestros niños para que puedan crecer con la mejor salud posible, manteniendo una relación saludable con las comidas y disfrutando al máximo de estas.

No debemos olvidar que nuestra principal guía ha de ser nuestro peque, al que conocemos mejor que nadie, y que nos irá mostrando si las cosas van bien o tal vez no tanto, de modo que podamos reconducir la marcha o buscar herramientas.

En esta búsqueda no quiero que te olvides de disfrutar, resulta un cliché decir que «el tiempo pasa muy rápido» o rescatar la frase que nos recuerda que «los días son largos pero los años cortos», y es que muchas veces cuando sentimos que dominamos una fase (alimentación complementaria, rechazo a probar algunos alimentos…) ya aparece otra y podremos sentirnos en constante adaptación, pero si nos centramos en aquello que puede estar a nuestro alcance, y que he querido recoger en este libro de acuerdo a las diferentes etapas o situaciones que podemos vivir junto a nuestros niños, tendremos grandes posibilidades de que todo vaya muy bien y, en caso de no sentir que está yendo así o como esperabas, te animo a buscar ese apoyo adicional que necesitas (en los profesionales sanitarios, grupos de apoyo a la lactancia o crianza y resto del entorno).

Me despido con el firme deseo de que confíes y disfrutes más de la alimentación de tu hijo a medida que ambos sigan creciendo.

Agradecimientos

Para Max y Loly por creer siempre en mí y porque este libro no habría podido salir adelante sin ustedes. Para Juan por su amistad y constante apoyo. Para Carlitos, Ana María, Lorena y Victoria por sus aportes y por echarme una mano cuando lo he necesitado.

A todas las familias que me han permitido acompañarlas a lo largo de estos años, y a ti que me lees por dejarme acompañarte ahora.

Notas

1. LA NUTRICIÓN INFANTIL COMIENZA MUCHO ANTES DE NACER

1. Koletzko, B.; Godfrey, K. M.; Poston, L.; Szajewska, H.; Van Goudoever, J. B.; De Waard, M.; Brands, B.; Grivell, R. M.; Deussen, A. R.; Dodd, J. M.; Patro Golab, B.; Zalewski, B. M., «Nutrition During Pregnancy, Lactation and Early Childhood and its Implications for Maternal and Long-Term Child Health: The Early Nutrition Project Recommendations», *Ann Nutr Metab*, 2019, 74:93-106.

2. Sánchez, Emilia, «El principio de precaución: implicaciones para la salud pública», *Gac Sanit*, 2002, 16(5):371-373. <http://scielo.isciii.es/scielo.php?script=sci_arttext&pid=S0213-91112002000500001&lng=es&nrm=iso>, [consulta marzo 2022].

3. Servicio Nacional de Salud de Reino Unido, «Alimentos que se deben evitar en el embarazo», 2020, <https://www.nhs.uk/pregnancy/keeping-well/foods-to-avoid/> [consulta febrero 2022].

4. Agencia Española de Seguridad Alimentaria y Nutrición, 2020, <https://www.aesan.gob.es/AECOSAN/web/para_el_consumidor/ampliacion/alimentacion_segura_embarazo.htm> [consulta febrero 2022].

5. Agencia Española de Seguridad Alimentaria y Nutrición, «Recomendaciones De Consumo De Pescado Por Presencia De Mercurio», 2019, <https://www.aesan.gob.es/AECOSAN/docs/documentos/publicaciones/seguridad_alimentaria/RECOMENDACIONES_consumo_pescado_MERCURIO_AESAN_WEB.PDF>. [consulta marzo 2022].

6. Basulto, J., *Mamá come sano*, 1.ª ed, Barcelona, De Bolsillo, 2015.

7. Para conocer más acerca de este tema, recomiendo el vídeo de Elena Pajuelo «Actualidad Matrona», que puedes consultar en <https://www.youtube.com/watch?v=I I9hES4eZX4c>.

8. Basulto, J., *op. cit.*

9. Ibidem.

10. Ibidem.

11. Organización Mundial de la Salud, «Manual sobre las cinco claves para la inocuidad de los alimentos», 2006, <https://www.who.int/food safety/publications/consumer/manual_keys_es.pdf>, [consulta marzo 2022].

12. Organización Panamericana de la Salud, «Reglas de oro» de la OMS para la preparación higiénica de los alimentos, <https://www.paho.org/es/emergencias-salud/reglas-oro-oms-para-preparacion-higienica-alimentos>, [consulta marzo 2022].

13. Junta de Castilla y León - Consejería de Sanidad, «Reglas de oro» de la OMS para la preparación higiénica de los alimentos, <https://www.saludcastillayleon.es/es/salud-estilos-vida/alimentacion-saludable/reglas-oro-oms-preparacion-higienica-alimentos>, [consulta marzo 2022].

14. Healthline, «When Do Pregnancy Cravings Start?», 2018, <https://www.healthline.com/health/pregnancy/when-do-cravings-start#Food-Fix:-What-to-Eat-When-Pregnant>, [consulta marzo 2022].

15. What to Expect, «Food Cravings and Aversions During Pregnancy», 2021, <https://www.whattoexpect.com/pregnancy/symptoms-and-solutions/cravings-and-aversions.aspx>, [consulta marzo 2022].

16. Spahn, Joanne M.; Callahan, Emily H.; Spill, Maureen K.; Wong Yat Ping; Benjamin-Neelson, Sara E.; Birch, Leann; Black, Maureen M.; Cook, John T.; Faith, Myles S.; Mennella, Julie A.; Casavale, Kellie O., «Influence of maternal diet on flavor transfer to amniotic fluid and breast milk and children's responses: a systematic review», *The American Journal of Clinical Nutrition*, marzo 2019, volume 109, Issue Supplement_1.

17. Basulto, J., op. cit.

18. De-Regil, L. M.; Palacios, C.; Lombardo, L. K.; Peña-Rosas, J. P., «Vitamin D supplementation for women during pregnancy», *Cochrane Database Syst Rev*, enero 2016, DOI: 10.1002/14651858.CD008873.pub3.

19. Organización Mundial de la Salud, «Recomendaciones de la OMS sobre atención prenatal para una experiencia positiva del embarazo», 2018, <https://www.who.int/reproductivehealth/publications/maternal_perinatal_health/anc-positive-pregnancy-experience/es/>, [consulta marzo 2022].

20. Organización Mundial de la Salud, «Directriz: Administración diaria de suplementos de hierro y ácido fólico en el embarazo», 2014, <https://apps.who.int/iris/bitstream/handle/10665/124650/9789243501994_spa.pdf>, [consulta marzo 2022].

21. Servicio Nacional de Salud de Reino Unido, «Vitaminas, suplementos y nutrición en el embarazo», 2020, <https://www.nhs.uk/pregnancy/keeping-well/vitamins-supplements-and-nutrition/#:~:text=Vitamin%20D%20in%20pregnancy,bones%2C%20teeth%20and%20muscles%20healthy>, [consulta marzo de 2022].

22. Centro de Nutrición Aleris, «¿Se han actualizado las recomendaciones de suplementación de vitamina B12?», 2021, <https://www.centroaleris.com/aleris-nou/se-han-actualizado-las-recomendaciones-de-suplementacion-de-vitamina-b12/>, [consulta marzo de 2022].

23. Vegan Health, «Daily Needs», <https://veganhealth.org/daily-needs/#Vitamin-B12>, [consulta marzo de 2022].

24. Di Mascio, D.; Magro-Malosso, E. R.; Saccone, G.; Marhefka, G. D. y Berghella, V. (2016), «Exercise during pregnancy in normal-weight women and risk of preterm birth: a systematic review and meta-analysis of randomized controlled trials», *American journal of obstetrics and gynecology*, 215(5), 561–571, <https://doi.org/10.1016/j.ajog.2016.06.014>.

25. Lagadec, N.; Steinecker, M.; Kapassi, A.; Magnier, A. M.; Chastang, J.; Robert, S.; Gaouaou, N. e Ibanez, G. (2018), «Factors influencing the quality of life of pregnant women: a systematic review», *BMC pregnancy and childbirth*, 18(1), 455, <https://doi.org/10.1186/s12884-018-2087-4>.

26. Basulto, J., *op. cit.*

27. Gregory, D. S.; Wu, V. y Tuladhar, P. (2018), «The Pregnant Patient: Managing Common Acute Medical Problems», *American family physician*, 98(9), 595–602.

28. Asociación Española de Matronas, «Los consejos de tu matrona», 2020, <https://aesmatronas.com/wp-content/uploads/2020/04/los-consejos-de-tu-matrona-comprimido.pdf>, [consulta marzo de 2022].

2. TRAS LA LLEGADA DEL BEBÉ. INSTAURANDO LA LACTANCIA (MATERNA Y CON FÓRMULA)

1. Llorca, J. y Gómez, M., «¿Qué es mejor la Lactancia Materna o la Leche de Fórmula?», 2018, <https://www.youtube.com/watch?v=mOz6GU4DfZM>, [consulta enero 2022].

2. Llorca, J. y Gómez, M., «Criterios para elegir una buena leche de fórmula», 2018, <https://www.youtube.com/watch?v=dPBXiBbTMpE>, [consulta enero 2022].

3. Servicio Nacional de Salud de Reino Unido, «Lactancia», 2022, <https://www.nhs.uk/start4life/baby/feeding-your-baby/breastfeeding/>, [consulta enero 2022].

4. Organización Mundial de la Salud, «Lactancia Materna», 2022, <https://www.who.int/health-topics/breastfeeding#tab=tab_3>, [consulta enero 2022].

5. Organización Mundial de la Salud, «Lactancia», 2022, <https://www.who.int/news-room/facts-in-pictures/detail/breastfeeding>, [consulta enero 2022].

6. <https://blog.lactapp.es/como-preparo-el-pecho-para-amamantar/>.

7. UNICEF, «La lactancia materna desde la primera hora de vida: lo que beneficia y lo que perjudica», 2018, <https://www.unicef.org/es/historias/la-lactancia-materna-desde-la-primera-hora-de-vida-lo-que-beneficia-y-lo-que-perjudica>, [consulta enero 2022].

8. UNICEF, «Baby-Friendly Hospital Initiative», 2018, <https://www.unicef.org/documents/baby-friendly-hospital-initiative>, [consulta enero 2022].

9. Asociación Española de Pediatría, «Comité de Nutrición y Lactancia Materna. Métodos de suplementación», 2011, <https://www.aeped.es/foros/dudas-sobre-lactancia-materna-profesionales/metodos-suplementacion>, [consulta enero 2022].

10. Cabello, M., «El "biberón pirata" y su posible relación con la APLV», <https://blog.lactapp.es/el-biberon-pirata-y-su-posible-relacion-con-la-aplv/>, 2017, [consulta enero 2022].

11. UNICEF, «Baby-Friendly Hospital Initiative», 2018, *op. cit.*

12. Padró, Alba, «El calostro, un tesoro», 2021, <https://blog.lactapp.es/el-calostro-un-tesoro/>, [consulta enero 2022].

13. Academia Americana de Pediatría, «Leche de transición y leche madura», 2015, <https://www.healthychildren.org/Spanish/ages-stages/baby/breastfeeding/Paginas/Transitional-Milk-and-Mature-Milk.aspx>, [consulta enero 2022].

14. Consejería de Salud y Servicios Sociales del Gobierno de La Rioja, «La Lactancia Materna: Información para amamantar», 2014, <https://www.aeped.es/sites/default/files/guia-lactancia-2014_la_rioja.pdf>, [consulta enero 2022].

15. Ministerio de Sanidad, Servicios Sociales e Igualdad. Servicio de Evaluación de Tecnologías Sanitarias, Osteba, «Guía para las madres que amamantan», 2017, <https://www.aeped.es/sites/default/files/gpc_560_lactancia_osteba_paciente.pdf>, [consulta enero 2022].

16. Estapé, A., «Las crisis de lactancia: ¿cómo reconocerlas?», 2021, <https://annaestape.com/las-crisis-de-lactancia-como-reconocerlas/>, [consulta enero 2022].

17. Padró, A., «Crisis o brotes de crecimiento», <https://albalactanciamaterna.org/lactancia/tema-4-cuando-los-ninos-crecen/crisis-o-brotes-de-crecimiento/>, [consulta enero 2022].

18. Asociación Española de Pediatría, «Crisis de lactancia: los "baches" durante la lactancia materna», 2019, <https://enfamilia.aeped.es/vida-sana/crisis-lactancia-baches-durante-lactancia-materna>, [consulta enero 2022].

19. Asociación Española de Pediatría, Comité de Nutrición y Lactancia Materna, «Conservación leche», 2017, <https://www.aeped.es/conservacion-leche>, [consulta enero 2022].

20. Academia Americana de Pediatría, «Consejos para congelar y refrigerar la leche materna extraída», 2019, <https://www.healthychildren.org/Spanish/ages-stages/baby/breastfeeding/Paginas/storing-and-preparing-expressed-breast-milk.aspx>, [consulta enero 2022].

21. *Lactapp*, «Método Kassing para ofrecer el biberón», 2017, <https://blog.lactapp.es/metodo-kassing-ofrecer-biberon/>, [consulta enero 2022].

22. Bushell, S., «Why you should practice pace feeding when bottle-feeding your baby», 2020, <https://www.childrensnutrition.co.uk/full-blog/paced-feeding>, [consulta enero 2022].

23. Taylor, M. y Crosby L., «How to do paced Bottle-Feeding with your baby», 2021, <https://www.whattoexpect.com/first-year/bottle-feeding/paced-bottle-feeding>, [consulta enero 2022].

24. Gómez-Álvarez Salinas, P., «Fórmulas infantiles. Alimentación adaptada», *Farmacia Profesional*, Vol. 16, Núm. 8, 2009, <https://www.elsevier.es/es-revista-farmacia-profesional-3-articulo-formulas-infantiles-alimentacion-adaptada-13036531>, [consulta enero 2022].

25. Jardí Piñana, C.; Aranda Pons, N.; Bedmar Carretero, C. y Arija Val, V., «Composición nutricional de las leches infantiles. Nivel de cumplimiento en su fabricación y adecuación a las necesidades nutricionales», *Anales de Pediatría*, Vol. 83, Núm. 6, 2015, <https://www.analesdepediatria.org/es-composicion-nutricional-las-leches-infantiles--articulo-S1695403315001009>, [consulta enero 2022].

26. Martín-Aragón, M.; Marcos E., «Fórmulas lácteas especiales. Indicaciones», *Farmacia Profesional*, Vol. 23, Núm. 2, 2009, <https://www.elsevier.es/es-revista-farmacia-profesional-3-articulo-formulas-lacteas-especiales-indicaciones-13134177>, [consulta enero 2022].

27. Asociación Española de Pediatría. Comité de Nutrición y Lactancia Materna, «Comunicado sobre el aceite de palma y ácido palmítico en la alimentación infantil», 2017, <https://www.aeped.es/comite-nutricion-y-lactancia-materna/nutricion-infantil/noticias/comunicado-sobre-aceite-palma-y-acido>, [consulta enero 2022].

28. Martín Ruano, A., «Aceite de palma y beta-palmitato en las leches infantiles», 2019, <https://sepeap.org/aceite-de-palma-y-beta-palmitato-en-las-leches-infantiles/>, [consulta enero 2022].

29. García, M., «¿Por qué se añade aceite de palma en leches infanti-

les?», 2017, <https://boticariagarcia.com/aceite-de-palma-leches-infantiles>, [consulta enero 2022].

30. Torras, E., «El destete», <http://albalactanciamaterna.org/lactancia/tema-4-cuando-los-ninos-crecen/el-destete/>, [consulta enero 2022].

3. COMPARTIMOS LA MESA

1. Gómez Fernández-Vegue, M., «Recomendaciones de la Asociación Española De Pediatría sobre la Alimentación Complementaria», Comité de Lactancia Materna y Comité de Nutrición de la Asociación Española de Pediatría, 2018, <https://www.aeped.es/sites/default/files/documentos/recomendaciones_aep_sobre_alimentacio_n_complementaria_nov2018_v3_final.pdf>, [consulta marzo 2022].

2. Organización Mundial de la Salud, «Alimentación complementaria», <https://apps.who.int/nutrition/topics/complementary_feeding/es/index.html>, [consulta marzo 2022].

3. Galiano, M. y Moreno-Villares, J., «Nuevas tendencias en la introducción de la alimentación complementaria en lactantes», 2011, *Anales de Pediatría continuada*, Vol. 9, Núm. 1, <https://www.elsevier.es/es-revista-anales-pediatria-continuada-51-articulo-nuevas-tendencias-introduccion-alimentacion-complementaria-S1696281811700051#:~:text=Sobre%20estas%20bases%20el%20Comit%C3%A9,la%20introducci%C3%B3n%20de%20alimentos%20potencialmente>, [consulta marzo 2022].

4. Murkett, T. y Rapley, G., *El niño ya come solo*, Ediciones Medici, 2012.

5. Agencia de Salud Pública de Cataluña, «Recomendaciones para la alimentación en la primera infancia (de 0 a 3 años)», 2016, <https://salutpublica.gencat.cat/web/.content/minisite/aspcat/promocio_salut/alimentacio_saludable/02Publicacions/pub_alim_inf/recomanacions_0_3/0_3_guia_recomanacions/guia_recomendaciones_alimentacion_primera_infancia.pdf>, [consulta marzo 2022].

6. Fangupo, Louise J.; Heath, Anne Louise M.; Williams, Sheila M.; Erickson Williams, Liz W.; Morison, Brittany J.; Fleming, Elizabeth A.; Taylor, Barry J.; Wheeler, Benjamin J.; Taylor, Rachel W., «A Baby-Led Approach to Eating Solids and Risk of Choking», *Pediatrics October*, 2016, 138 (4): e20160772. 10.1542/peds.2016-0772, <https://publications.aap.org/pediatrics/article-abstract/138/4/e20160772/52372/A-Baby-Led-Approach-to-Eating-Solids-and-Risk-of?redirectedFrom=fulltext>, [consulta marzo 2022].

7. Ellyn Satter Institute, «The Satter Feeding Dynamics Model: The Satter approach to feeding», <https://www.ellynsatterinstitute.org/satter-

feeding-dynamics-model/#:~:text=The%20Satter%20Division%20 of%20Responsibility%20in%20Feeding%20(sDOR)%20encoura- ges%20parents,the%20early%20years%20through%20adolescence>, [consulta marzo 2022].

8. Harvard School of Public Health, «Dairy», 2020, <https://www. hsph.harvard.edu/nutritionsource/dairy/>, [consulta marzo 2022].

9. Servicio Nacional de Salud de Reino Unido (NHS), «Drinks and cups for babies and young children», 2018, <https://www.nhs.uk/condi- tions/baby/weaning-and-feeding/drinks-and-cups-for-babies-and- young-children/>, [consulta marzo 2022].

10. King, D., «Are soy foods safe to eat?», 2016, Vegetarian Nutrition – A dietetic practice group of the Academy of Nutrition and Dietetics, <https://www.vndpg.org/vn/vegetarian-diet/are-soy-foods-safe-to-eat>, [consulta marzo 2022].

11. Harvard School of Public Health, «By the way, doctor: Children and soy milk», 2009, <https://www.health.harvard.edu/newsletter_arti- cle/By-the-way-doctor-Children-and-soy-milk>, [consulta marzo 2022].

12. Organización Mundial de la Salud, «Ingesta de azúcares para adultos y niños», 2015, <https://apps.who.int/iris/bitstream/handle/10665/ 154587/WHO_NMH_NHD_15.2_spa.pdf>, [consulta marzo 2022].

13. Organización Mundial de la Salud, «Ingesta de sodio en adultos y niños» 2013, <https://apps.who.int/nutrition/publications/guidelines/ sodium_intake/es/index.html>, [consulta marzo 2022].

14. Agencia Española de Seguridad Alimentaria y Nutrición, «Reco- mendaciones De Consumo De Pescado Por Presencia De Mercurio», 2019, <https://www.aesan.gob.es/AECOSAN/docs/documentos/publicacio- nes/seguridad_alimentaria/RECOMENDACIONES_consumo_pesca- do_MERCURIO_AESAN_WEB.PDF>, [consulta marzo 2022].

15. Agencia para Sustancias Tóxicas y el Registro de Enfermedades, «La toxicidad del arsénico», 2010, <https://www.atsdr.cdc.gov/es/csem/ arsenic/en_donde_se_encuentra.html>, [consulta marzo 2022].

4. LA DESCONCERTANTE «ADOLESCENCIA»

1. Academia Americana de Pediatría, «Feeding & Nutrition Tips: Your 1-Year-Old», 2020, <https://www.healthychildren.org/English/ ages-stages/toddler/nutrition/Pages/Feeding-and-Nutrition-Your-One- Year-Old.aspx>, [consulta marzo 2022].

2. Gavin, M., The Nemours Foundation, «Toddlers at the Table: Avoiding Power Struggles», 2021, <https://kidshealth.org/en/parents/ toddler-meals.html>, [consulta marzo 2022].

3. Kleinman, R. y Greer, F., *Pediatric Nutrition*, 8ª ed., Academia Americana de Pediatría, 2019.

4. Agencia de Salud Pública de Catalunya, «Acompañar la comida de los niños», 2015, <https://salutpublica.gencat.cat/web/.content/minisite/aspcat/promocio_salut/alimentacio_saludable/02Publicacions/pub_alim_inf/acompanyar_apats_infants/acompanyar_apats_infants_castella.pdf>, [consulta marzo 2022].

5. Ellyn Satter Institute, «The Satter Feeding Dynamics Model: The Satter approach to feeding», <https://www.ellynsatterinstitute.org/satter-feeding-dynamics-model/#:~:text=The%20Satter%20Division%20of%20Responsibility%20in%20Feeding%20(sDOR)%20encourages%20parents,the%20early%20years%20through%20adolescence>, [consulta marzo 2022].

6. Academia Americana de Pediatría, «Feeding & Nutrition Tips: Your 2-Year-Old» 2017, <https://www.healthychildren.org/English/ages-stages/toddler/nutrition/Pages/Feeding-and-Nutrition-Your-Two-Year-Old.aspx>, [consulta marzo 2022].

7. Academia Americana de Pediatría, «Feeding & Nutrition Tips: Your 3-Year-Old» 2016, <https://www.healthychildren.org/English/ages-stages/toddler/nutrition/Pages/Feeding-and-Nutrition-Your-Three-Year-Old.aspx>, [consulta marzo 2022].

8. Academia Americana de Pediatría, «Preschoolers' Diets Shouldn't Be Fat-Free: Here's Why», 2016, <https://www.healthychildren.org/English/ages-stages/preschool/nutrition-fitness/Pages/Reducing-Dietary-Fat-for-Preschoolers.aspx>, [consulta marzo 2022].

9. Academia Americana de Pediatría, «Selecting Snacks for Toddlers», 2020, <https://www.healthychildren.org/English/ages-stages/toddler/nutrition/Pages/Selecting-Snacks-for-Toddlers.aspx>, [consulta marzo 2022].

5. Seguimos creciendo

1. Academia Americana de Pediatría, «Childhood Nutrition», 2020, <https://www.healthychildren.org/English/healthy-living/nutrition/Pages/Childhood-Nutrition.aspx>, [consulta marzo 2022].

2. Agencia de Salud Pública de Catalunya, «Acompañar la comida de los niños», 2015, <https://salutpublica.gencat.cat/web/.content/minisite/aspcat/promocio_salut/alimentacio_saludable/02Publicacions/pub_alim_inf/acompanyar_apats_infants/acompanyar_apats_infants_castella.pdf>, [consulta marzo 2022].

3. Harvard School of Public Health, «El Plato para Comer Saludable

para Niños», 2015, <https://www.hsph.harvard.edu/nutritionsource/el-plato-para-comer-saludable-para-ninos/>, [consulta marzo 2022].

4. Agencia de Salud Pública de Catalunya, «La alimentación saludable en la etapa escolar», 2020, <https://salutpublica.gencat.cat/web/.content/minisite/aspcat/promocio_salut/alimentacio_saludable/02Publicacions/pub_alim_inf/guia_alimentacio_saludable_etapa_escolar/guia_alimenta-cion_etapa_escolar.pdf>, [consulta marzo 2022].

5. Academia Americana de Pediatría, «How to Reduce Added Sugar in Your Child's Diet: AAP Tips», 2021, <https://www.healthychildren.org/English/healthy-living/nutrition/Pages/How-to-Reduce-Added-Sugar-in-Your-Childs-Diet.aspx>, [consulta marzo 2022].

6. Muñoz Calvo, M. T. y Argente, J., «Trastornos del comportamiento alimentario», *Protoc diagn ter pediatr*, 2019, 1:295-306, <https://www.aeped.es/sites/default/files/documentos/19_trastornos.pdf>, [consulta marzo 2022].

7. Bushell, S., «Why children grow up having unhealthy relationships with food and how to avoid them», 2020, <https://www.childrensnutrition.co.uk/full-blog/unhealthy-relationship-with-food>, [consulta marzo 2022].

8. Folgar, L., «Body neutrality: El movimiento que puede prevenir los trastornos alimentarios», 2022, <https://www.antena3.com/novamas/vida/body-neutrality-movimiento-que-puede-prevenir-trastornos-alimentarios_2022011861e6b40804912a0001d3d056.html>, [consulta marzo 2022].

9. Bushell S, op cit

10. Hayashi, S., «5 Ways to Help Your Child Develop A Healthy Relationship With Food», 2021, <https://littlespudsnutrition.com/?p=10646>, [consulta marzo 2022].

11. Sweeney, E., «How to Teach Children About Healthy Eating, Without Food Shaming», 2020, <https://www.nytimes.com/article/kids-healthy-eating-habits.html>, [consulta marzo 2022].

Para disponer de más recursos acerca de los temas tratados en este capítulo, recomiendo leer:

- Sánchez, A. y Martínez, L., *Qué le doy de comer*, Editorial Paidós, 2019.
- Herrero, G., *Comer bien en familia*, Editorial Espasa, 2021.

6. Ideas prácticas y otros recursos

1. Instituto Flamenco de Vida Saludable, «Triángulo de alimentos», 2017, <https://www.gezondleven.be/themas/voeding/voedingsdrie-hoek>, [consulta enero 2022].

2. Harvard Public School of Health, «El Plato para Comer Saludable», 2015, <https://www.hsph.harvard.edu/nutritionsource/healthy-eating-platc/translations/spanish/>, [consulta enero 2022].
3. Palanjian, A., «Protein for Kids: Easy, Kid-Friendly Food Ideas and Info», 2021, <https://www.yummytoddlerfood.com/is-my-toddler-getting-enough-protein/>, [consulta marzo 2022].
4. Palanjian, A., «25 Healthy Foods to Help Toddlers to Gain Weight», 2022, <https://www.yummytoddlerfood.com/foods-for-toddlers-to-gain-weight/>, [consulta abril 2022].
5. Agencia de Salud Pública de Catalunya, «La alimentación saludable en la etapa escolar», 2020, <https://salutpublica.gencat.cat/web/.content/minisite/aspcat/promocio_salut/alimentacio_saludable/02Publicacions/pub_alim_inf/guia_alimentacio_saludable_etapa_escolar/guia_alimentacion_etapa_escolar.pdf>, [consulta abril 2022].
6. Agencia de Salud Pública de Catalunya, «Mejoremos los desayunos y meriendas de los niños», 2018, <https://salutpublica.gencat.cat/web/.content/minisite/aspcat/promocio_salut/alimentacio_saludable/02Publicacions/pub_alim_inf/millorem_esmorzars_i_berenars/mejoremos_desayunos_meriendas.pdf>, [consulta abril 2022].

7. ALIMENTACIÓN BASADA EN PLANTAS PARA TODA LA FAMILIA

1. British Dietetic Association, «Vegetarian, vegan and plant-based diet: Food Fact Sheet» 2021, <https://www.bda.uk.com/resource/vegetarian-vegan-plant-based-diet.html#:~:text=A%20plant%2Dbased%20diet%20is,for%20a%20variety%20of%20reasons>, [consulta febrero 2022].
2. Reducetarian Foundation, «¿Qué es el movimiento reducetariano?» 2022, <https://www.reducetarian.org/espanol>, [consulta febrero 2022].
3. Unión Vegetariana Española, «Dieta vegana para bebés y niños», 2020, <https://unionvegetariana.org/dieta-vegana-para-bebes-y-ninos/>, [consulta febrero 2022].
4. Craig, W. J. y Mangels, A. R., «Position of the American Dietetic Association: vegetarian diets», *J Am Diet Assoc*, julio de 2009, 109(7):1266-82. DOI: 10.1016/j.jada.2009.05.027. PMID: 19562864, <https://www.jandonline.org/action/showPdf?pii=S0002-8223%2809%2900700-7>, [consulta febrero 2022].
5. Kleinman, R. y Greer, F., *Pediatric Nutrition*, 8ª ed., Academia Americana de Pediatría, 2019.
6. Baroni, L.; Goggi, S. y Battino, M., «Planning Well-Balanced Vegetarian Diets in Infants, Children, and Adolescents: The VegPlate Junior», *J Acad Nutr Diet*, julio de 2019, 119(7):1067-1074. DOI: 10.1016/j.

jand.2018.06.008, epub 31 de agosto de 2018, erratum in: *J Acad Nutr Diet*, 2020 Jul, 120(7):1256, PMID: 30174286, <https://www.jandonline.org/article/S2212-2672(18)30943-2/pdf>, [consulta febrero 2022].

7. Messina, V., «Safety of Soyfoods», Academy of Nutrition and Dietetics, 2017, <https://higherlogicdownload.s3.amazonaws.com/THEACADEMY/859dd171-3982-43db-8535-56c4fdc42b51/UploadedImages/VN/Documents/Soy-Safety.pdf>, [consulta febrero 2022].

8. Amit, M., «Vegetarian diets in children and adolescents», *Paediatr Child Health*, 2010, 15(5):303-314, <https://www.ncbi.nlm.nih.gov/pmc/articles/PMC2912628/#:~:text=A%20maximum%20fibre%20intake%20of,than%20this%20recommendation%20(13)>, [consulta febrero 2022].

9. Agencia Español de Seguridad Alimentaria y Nutrición, «Informe del Comité Científico de la Agencia Española de Seguridad Alimentaria y Nutrición (AESAN) sobre Ingestas Nutricionales de Referencia para la población española», 2019, <https://www.aesan.gob.es/AECOSAN/docs/documentos/seguridad_alimentaria/evaluacion_riesgos/informes_comite/INR.pdf>, [consulta febrero 2022].

10. Ibidem.

11. Mangels, R., «Feeding Vegan Kids», 2019, <https://www.vrg.org/nutshell/kids.php>, [consulta febrero 2022].

12. Basulto, J.; Manera, M.; Blanquer, M. y Serrano, P., *Alimentación Vegetariana en la Infancia*, 1ª ed., España, 2021, Debolsillo Clave, Penguin Random House Grupo Editorial.

8. Nutrición infantil en situaciones especiales

1. Pavo García, M. R.; Muñoz Díaz, M. y Baro Fernández, M., «Anemia en la edad pediátrica», *Form Act Pediatr Aten Prim*, 2016, 9;149-55, <https://fapap.es/articulo/403/anemia-en-la-edad-pediatrica>, [consulta febrero 2022].

2. Moráis López, A. y Dalmau Serra, J., «Importancia de la ferropenia en el niño pequeño: repercusiones y prevención», *Anales de Pediatría*, Vol. 74, Núm. 6, 2011, <https://www.analesdepediatria.org/es-importancia-ferropenia-el-nino-pequeno-articulo-S1695403311000907>, [consulta febrero 2022].

3. Agencia Española de Seguridad Alimentaria y Nutrición, «Alergias e Intolerancias alimentarias», <https://www.aesan.gob.es/AECOSAN/web/para_el_consumidor/ampliacion/alergias.htm>, [consulta febrero 2022].

4. Plaza-Martin, Ana María, «Alergia alimentaria en la edad pediátrica, conceptos actuales», *Anales de Pediatría*, Vol. 85, Núm. 1, 2016,

<https://www.analesdepediatria.org/es-alergia-alimentaria-edad-pediatrica-conceptos-articulo-S1695403316000278>, [consulta febrero 2022].

5. Asociación Española de Personas con Alergia a Alimentos y Látex, «¿Qué es la alergia?», <https://www.aepnaa.org/ver/alergia>, [consulta febrero 2022].

6. Agencia Española de Seguridad Alimentaria y Nutrición, «Alergias e Intolerancias alimentarias», op. cit.

7.Academia Americana de Pediatría. El estreñimiento en los niños; 2021. Disponible en: https://www.healthychildren.org/Spanish/health-issues/conditions/abdominal/Paginas/Constipation.aspx [Consulta febrero 2022].

8. Instituto Nacional de la Diabetes y las Enfermedades Digestivas y Renales, «Alimentación, dieta y nutrición para el estreñimiento en los niños», 2018, <https://www.niddk.nih.gov/health-information/informacion-de-la-salud/enfermedades-digestivas/estrenimiento-ninos/alimentacion-dieta-nutricion>, [consulta febrero 2022].

9. European Society for Pediatric Gastroenterology, Hepatology, and Nutrition (ESPGHAN), «Guidelines for the Diagnosis of Coeliac Disease», [Enfermedad Celiaca Pediátrica], <https://www.aeped.es/sites/default/files/espghan_aoecs_manifesto_spanish.pdf>, [consulta febrero 2022].

10. Academia Americana de Pediatría, «Enfermedad celiaca en niños y adolescentes» 2017, <https://www.healthychildren.org/Spanish/health-issues/conditions/abdominal/Paginas/celiac-disease.aspx>, [consulta febrero 2022].

11. Association for Size Diversity and Health (ASDAH), «The Health at Every Size® (HAES®) Approach», 2020, <https://asdah.org/health-at-every-size-haes-approach/>, [consulta febrero 2022].

12. Saul, J. y Rodgers, R., «Wellness, Not Weight: Changing the focus in children and adolescents», *Clinical Perspectives*, Vol. 55, Núm. 1, 2016, <https://www.jaacap.org/article/S0890-8567(15)00687-5/fulltext>, [consulta febrero 2022].